萱村俊哉 著 Toshiya Kayamura

教室における「気になる子どもたち」の理解と支援のために

特別支援教育における発達神経心理学的アプローチ

ナカニシヤ出版

まえがき

　私は発達障害を持つ子どもの神経心理学的アセスメントの研究を続けてきた。これは本書でも紹介しているソフトサインの発達に関する研究である。またそれと並行して，病院（小児神経外来）での臨床活動（神経心理検査）も経験した。そして最近は小・中学校での巡回相談や学内の心理相談室での発達相談（発達診断）も行っている。

　この本は，幼稚園から小・中・高校，さらに大学の教員の方々，保育士など福祉職に就いておられる方々，保護者の方々，あるいは将来，教職や保育，心理・福祉職などの仕事に就くことを目指している学生や大学院生の方々に，発達障害を含むいわゆる「気になる子どもたち」を理解し，支援するための一つの視点を提供することを目的として，私の研究や臨床経験を基に，主に発達神経心理学の立場からまとめたものである。

　発達障害に関する解説書はすでに数多く出版され，書店にもところせましと並べられている。しかし，それら出版物の中心は問題場面における具体的な対処法を示した「こんなときどうする？」式のハウ・ツーもののように見受けられる。もちろんその種の本の意義は小さくはないが，同じような内容の本がすでに出尽くした感があることは否めないのではないだろうか。私は，このような状況下で新たに類書を出版したとしても，社会的貢献度はそれほど大きいとはいえないのではないかと感じていた。

　現在，社会的に求められているのは，そのようなハウ・ツーものよりも，発達障害を体系的に理解できる解説書ではないかと考えている。もちろん児童精神医学の専門書や学術論文などにあたることにより，その目的は達成できるだろう。しかし，初学者や専門家でない人々にとって医学の専門書や論文を読みこなすのにはかなりの労力がかかる。そこで初学者や専門外の人々でも発達障害を体系的に理解できて，しかもアセスメントや支援法にも言及したコンパクトにまとまった入門書が必要との考えに至った。これがこの本の出版を企画した動機の一つである。

このほかにもう一つ，動機がある。私は大学院在学中に行った研究を，学位論文「神経学的微細徴候の発達に関する研究」としてまとめ，それを基礎に後年，『発達の神経心理学的評価—学習障害，MBDの診断のために』（1997，多賀出版）という専門書を出版した。しかし，この本は文部省（当時）の科学研究費出版助成を得て出版したものであったため，高価な上に出版部数も少なく，増刷もなく，残念ながら現在では絶版になってしまっている。私は大学院の授業や学校の先生方を対象とした研修の場などでソフトサインの話をよくするが，そこで学生や先生方にソフトサインに関する本の紹介を求められることがあった。ところが，先の本は今では入手困難で，類書もなく困っていた。そこで，ソフトサインの内容をできるだけわかりやすく盛り込み，しかも臨床でも利用できる本の出版を考え付いたわけである。

　この本の出版は以上のような動機に基づいているので，執筆に当たっては，できるだけわかりやすい内容にすることを念頭においた。しかし果たしてその目標が達成できているかどうか，充分に自信を持てないというのが今の正直な気持ちである。この点については読者の方々のご判断を仰ぐのみである。今後，読者の方々のご叱正やご批判を含めた色々なご意見を賜りながら，少しもわかりやすい内容にしていきたいと考えている。

　本書が，多少なりとも，子どもたちの「生きにくさ」や「学びにくさ」への気づきと共感的な支援へとつながることを願っている。

目　　次

まえがき　*i*

■ はじめに ──────────────────────── 1

■ 第1章　教室での「気になる子どもたち」 ───────── 3

■ 第2章　発達障害の基礎 ─────────────── 7
学習障害（Learning Disorders : LD）―7／注意欠陥/多動性障害（Attention Deficit/Hyperactivity Disorders：ADHD）―8／広汎性発達障害（Pervasive Developmental Disorders : PDD）―9／その他の障害―10

■ 第3章　子どもの神経心理学 ────────────── 13
脳の構造と機能―13／子どもを対象とした神経心理学（発達神経心理学）の歴史―15／発達神経心理学の基礎概念―16

■ 第4章　神経心理学による発達障害児の行動理解 ───── 31
学習障害（LD）―31／注意欠陥/多動性障害（ADHD）―33／広汎性発達障害（PDD）―35

■ 第5章　自閉症ファンタジーの適応的意味 ──────── 39
ファンタジーとは何か―40／ファンタジーの発達―41／ファンタジーのはたらき―42／PDDの人々のファンタジーの特徴―42

■ 第6章　ジャクソニズムによる気づき ────────── 47
アセスメントの前段階：ジャクソニズムによる気づき―47／ジャ

クソニズムとは—48／3人の子どもたちのエピソード—50／3人の子どもたちの「本質的課題」—51／ジャクソニズムによる行動の解釈—52

第7章　アセスメントの技法 ──────────── 55
アセスメントの実際—55

第8章　ソフトサイン検査の実際 ──────────── 63
ソフトサイン検査の意義—63／ソフトサインと神経心理機能との連関—64／ソフトサイン検査の実施方法と判定—66／教室におけるソフトサイン—81

第9章　教室における支援の技法 ──────────── 83
支援の水準—83／環境調整—84／教室でできる個別支援—86／言語の躓きへの個別支援—88／発達障害児への心理的支援—90／個別指導計画—91／発達障害児への支援の留意点—93

第10章　幼稚園，保育園における支援 ──────────── 95

おわりに ──────────── 99

引用文献　　101
参考文献　　106
初出一覧　　107
索　　引　　109

はじめに

　小中学校の通常学級に在籍する児童生徒の約6.3%が学習面や行動面において著しい困難性を示すと報告されている（文部科学省, 2003）。これは1クラスに2～3人はそのような子どもたちが在籍していることを意味している。その中には学習障害（LD），注意欠陥／多動性障害（ADHD），高機能広汎性発達障害（HFPDD）などのいわゆる発達障害児，あるいはこれらの診断名はつかないまでも，何らかの発達上の躓きをもった子どもがかなり多くの割合で含まれているとみられている。

　通常学級に在籍するこのような学習，行動上の問題を持った子どもたちはこれまで，知的障害，視聴覚障害，肢体不自由などを対象とした従来の特殊教育の対象外におかれていた。しかし最近，特殊教育は「特別支援教育」という新たな枠組みに再編され，そこでは従来の特殊教育の対象児だけでなく，通常学級に在籍する発達障害児も含められることになった。

　このような特別支援教育において重要なことは，子ども一人ひとりの特性を理解すること，そしてその理解に基づいて適切な教育的支援を実行することである。しかしよく考えると，これは教育本来の目標や方法にほかならない。つまり，一人ひとりの子どもが授業の内容を理解できて，教室で充実した時間を過ごすことができるように対応することは，従来，教育の第一義的な課題であったのではないだろうか。したがってこの点からすれば，特別支援教育といっても，本質的には通常の教育と何ら変わるものではないだろう。

　ただ，そもそも一人ひとりの特性を理解するということは健常児でもそれほど簡単な作業ではない。まして，発達障害児や身体に何らかの障害のある子どもたちの特性理解では，その前提としてまず障害特性の一般的な理解が求められ，その上でその子ども独自のパーソナリティ特性や家庭環境などを勘案しながら，その子の行動特徴を解釈しなければならないという難しさがある。ま

た，状況に応じてそのような理解や解釈を柔軟に修正しなければならない必要性も，障害のある子どもの場合は健常児よりも高まることが予測される。特別支援教育とはこのような課題をも包括した活動であり，ここが通常の教育とは異なるところである。

　特別支援教育の最初のステップは，発達障害についての理解を深め，障害に対する正しい知識を持って子どもの行動を詳細に観察することだろう。このため，本書ではとくに，発達神経心理学な立場から，発達障害を含む「気になる子どもたち」の症状理解やアセスメント法について重点的に記述することにした。

第1章
教室での「気になる子どもたち」

　ここではまず，教室の中での「気になる子どもたち」の実態についてみてみよう。私が小・中学校の巡回相談を実施する中で，直接観察した，あるいは先生方からうかがった「気になる子どもたち」の行動を表1に列挙してみた。表では子どもの行動を便宜上，①姿勢・態度・行動，②言語・コミュニケーション，③学力の各面から分類している。

　表をみると，教室にはほんとうに多様な課題があることに改めて気づかされる。しかも先生方の多くがこのような行動を示す子どもの数が年々増えていると感じているようである。この点は私も同様の印象を持っている。子どものこのような行動を改善させたいと思いつつも，なかなか改善されない，そのよう

表1　「気になる子どもたち」の行動

①姿勢・態度・行動面 姿勢が悪い，落ち着きがない，片づけられない，不器用，光，音，臭いなどに対する感覚過敏，ボーとしている，授業中の離席と立ち歩き，忘れ物が多い，チックがある，ふざける，衝動的，多動，多弁，奇声を発する，作業への取りかかりが遅い，状況判断ができない，思いこみが激しい，興味への偏りが強い，歩き方がフワフワしている，遅刻，欠席，不登校，学校への行き渋り，など
②言語・コミュニケーション面 嘘をつく，勝手な行動（マイペース），ルールを守れない（マイルール），わがまま，暴言・暴力，いい加減，自己中心的，幼稚，いじめ，甘える，友人とのトラブル，自己アピールが激しい，喜怒哀楽が激しい，言い逃れがうまい，一人でいることを好む，自分の意見を曲げない，授業の妨害をする，被害的になる，吃音がある，発音が不明瞭，視線が合わない，一方的に話す，会話にならない，表情が乏しい，など
③学力面 文章を読めない，作文を書けない，鏡文字を書く，ひらがなの読み書きがうろ覚え，計算ができない，低学力，ケアレスミスが多い，絵が描けない，ノートが取れない，字が乱雑，数量概念が獲得できていない，漢字が覚えられない，九九が覚えられない，物差しを使えない，リコーダーやピアニカが演奏できない，体育が苦手，指示が通らない，教師の話を最後まで聞かない，集中力がない，授業についていけない，など

な現実の中で日々苦慮されている先生も少なくないだろう。

　私は教室という場は家庭と同じ程度に共鳴性の高い空間と考えている。共鳴性とは相互に影響し合う集団特性のことである。すなわち一人が何らかの特徴的な（よく目立つ）行動をとると，他のメンバーも同じ行動をとりやすい，教室はそういう空間だと思うのである。したがって，たとえばある子どもが先生に対して暴言を吐くなどの反抗的な態度を取ると，他の子どもたちもそれにたやすく共鳴してしまう。そのような共鳴が連鎖的に起きるとやがては学級崩壊に陥ることになるかもしれない。学級が一旦崩壊してしまうと，それを修復させるのはなかなか容易なことではない。現在大きな社会問題になっているいじめ，とりわけネットによる深刻ないじめなども，その構造の底流にはこのような共鳴性があるのではないだろうか。それゆえ私は，共鳴性は教室での子どもたちの行動を理解するための一つの重要なキーワードであると考えている。

　さて今一度，表1を見ていただきたい。表に示した行動の多くは行動面にはっきりと表れる，他者に気づかれやすい特徴を持っていることがわかる。何れの行動も先生の側からみると，他の子どもへと共鳴する恐れがあり，そのまま放置すると学級全体の収拾がつかなくなるので，今すぐに何としてでも止めさせたい，改善させたい項目ばかりではないだろうか。先生がそのような切迫感に駆られると，子どもを頻繁に注意したり，叱ったりしがちになる。

　しかしその結果，子どものそのような行動が消失あるいは改善するだろうか。もちろんよい方向に向いていく場合もないわけではないだろう。しかし現実には，改善は一時的，あるいはなかなか改善されない，むしろ悪化する場合すら少なくない。

　私は，子どもの課題行動に対処する上で最も大切なことは，外部に現れた行動の背後（あるいは基底）にある「本質的な課題」に保護者や先生が速やかに気づくことだと考えている。この点に大人が気づくことが支援の一歩となるのである。教育は子どもと子どもの能力を信じるところから始まるといっても過言ではない。ただ，子どもに何を求め，それをどのような方法で達成させるかという点については，その子どもによって異なるのである。そして，そのような個人差を明確にしていくのが，この本で紹介するアセスメントである。

　最後に一言，述べておきたいことがある。それは，表1に示したような子ど

もたちの行動を「問題行動」と捉えてしまうことの「問題」である。一般的には「問題行動」ということばがよく使用されるが，私は最近，これらの行動を「問題」ではなく「課題」として捉えた方がよいと考えるようになった。すなわちこれらの行動は教育的にみて問題なのではなく，そこに新たな発達的，あるいは教育的課題が存在していることを指し示すサインであると考えるようになったのである。私自身，たとえば授業中の離席や立ち歩きのような行動でも，それを「問題行動」ではなく「課題行動」と言い換えただけで，その行動から受ける印象が随分変わってくることを実感している。問題行動としてしまうと，それは，もう手の打ちようのない困った行動というニュアンスが漂ってしまうが，課題行動とすれば，今後の教育的支援にどのようにのせていくかということを立案する上で貴重な基礎資料というニュアンスが醸し出されるように感じるのである。元来，教育とは「どうしようもない」と諦めるのではなく，「何とかする」営みだろう。その意味からすると，上記のさまざまな行動は何れも問題ではなく課題と捉えた方が，このような教育的な理念にも適っていると思われる。

第 2 章
発達障害の基礎

　発達障害とは，生体の諸機能の一つ以上が成熟しないで足踏みした状態のことである。発達障害の原因は多くの場合はっきりしないが，遺伝要因や胎児期の母体内環境の要因などにより，中枢神経系（とくに脳）に何らかの機能的な問題が生じ，生後の環境要因もからんで，さまざまな症状が引き起こされているのではないかと推測されている。

　本章では知的障害を伴わない発達障害である学習障害（Learning Disorders：LD），注意欠陥／多動性障害（Attention deficit/Hyperactivity Disorders：ADHD），広汎性発達障害（Pervasive Developmental Disorders：PDD）などを取り上げ，これらの障害の診断基準など最も基礎的なところについて説明をしておく。

　なお，本書では障害の診断名と基準を主に DSM-Ⅳ に基づいて記述していることを断っておく。この DSM-Ⅳ は，2012 年現在，最終 Draft が公開中で，2013 年中旬に正式に発表される予定の DSM-Ⅴ の診断名や基準とは異なっている。たとえば DSM-Ⅳ における PDD（および自閉性障害やアスペルガー障害などの下位項目）は DSM-Ⅴ では自閉症スペクトラム障害（Autism Spectrum Disorders：ASD）という名で一括されることになるとみられている。現在はこのように診断基準の過渡期であり，新しい診断も気になるところだが，一冊の本の中に 2 種類の診断の考え方が混在することを避けるため，本書で使用する診断名と基準は DSM-Ⅳ のものを用いることにした。

学習障害（Learning Disorders：LD）

　LD（Learning Disorders）は，アメリカの精神医学会が発行している DSM-Ⅳ（1995）という診断マニュアルに基づく診断概念で，読字障害（読みの正確

さや理解度が知能や年齢からみて充分に低いなど），算数障害（算数の能力が知能や年齢からみて充分に低いなど），書字表出障害（書字能力が知能や年齢からみて充分に低いなど），特定不能の学習障害（上記の何れにも属さないか，あるいは先の3つの症状のすべてを含んでいる場合）がその中に含まれる。

LD には教育的側面からの定義（すなわち Learning Disabilities）もある。これは，文部科学省（1999）によると，「全般的な知的発達に遅れはないが，聞く，話す，読む，書く，計算する又は推論する能力のうち特定のものの習得と使用に著しい困難を示す様々な状態を指すものである。その原因として，中枢神経系に何らかの機能障害があると推定されるが，視覚障害，聴覚障害，知的障害，情緒障害などの障害や，環境的な要因が直接の原因となるものではない」と定義されている。

LD 概念はこのように教育と医学の両方にまたがっているが，かなりの部分が重なっており，LD の中心的症状は，教育的，医学的何れの定義においても，文章を読めない読字障害（dyslexia）といえる。

注意欠陥／多動性障害（Attention Deficit / Hyperactivity Disorder : ADHD）

ADHD の診断基準（DSM-IV）は，不注意，多動性，衝動性が3本柱である。表2に DSM-IV（1995）による診断基準を示している。

ADHD 児の多くは落ち着きがなく，じっとしていることが困難である。不注意で事故にも遭いやすい傾向がある。忘れ物が多く，何度いわれてもすぐに忘れてしまう。授業中も先生の話に耳を傾けることが難しく，頭の中は授業とは関係のない考えに占領されてしまう。したがって ADHD 児の中には記憶力の良くない子どもが多くみられる。このような行動特徴のために，LD 児と同様，ADHD 児も学校生活に困難を感じている。

ADHD には多動や衝動性の目立つタイプと不注意が優位なタイプがある。多動優位タイプは男子に，不注意優位タイプは女子の方に相対的に多いように思われる。ADHD 児の多くは LD を合併しているといわれている。

表2　ADHDの診断基準（DSM-Ⅳ）

【不注意】
①学業，仕事，またはその他の活動において，しばしば綿密に注意することができない，または不注意な過ちをおかす。
②課題または遊びの活動で注意を持続することがしばしば困難である。
③直接話しかけられたときにしばしば聞いていないように見える。
④しばしば指示に従えず，学業，用事，または職場での義務をやり遂げることができない。
⑤課題や活動を順序立てることがしばしば困難である。
⑥精神的努力の持続を要する課題に従事することをしばしば避ける，嫌う，またはいやいや行う。
⑦課題や活動に必要なものをしばしばなくす。
⑧しばしば外からの刺激によって容易に注意を逸らされる。
⑨しばしば毎日の活動を忘れてしまう。

【多動性】
①しばしば手足をそわそわと動かし，または椅子の上でもじもじする。
②しばしば教室や，その他，座っていることを要求される状況で席を離れる。
③しばしば，不適切な状況で，余計に走り回ったり，高いところへ上ったりする。
④しばしば静かに遊んだり余暇活動につくことができない。
⑤しばしば「じっとしていない」または「エンジンで動かされているように」行動する。
⑥しばしばしゃべりすぎる。

【衝動性】
⑦しばしば質問が終わる前に出し抜けに答えてしまう。
⑧しばしば順番を待つことが困難である。
⑨しばしば他人を妨害し，じゃまをする。

【不注意】から6項目，あるいは【多動性】【衝動性】から6項目（DSM-Ⅳ）

広汎性発達障害（Pervasive Developmental Disorders：PDD）

DSM-Ⅳ（1995）に基づく診断基準は以下の通りである。

1）自閉性障害（自閉症）

①**対人的相互作用の質的な障害**（視線が合わない，情緒的相互性の欠如など）がみられる。②**意思伝達の質的な障害**（話し言葉の遅れや欠如，独特な言語，ごっこあそびの欠如など）がみられる。多くは言語発達が遅れたり，一旦獲得した単語が消失していって遂にほとんど何も話さなくなることもある。③**行動，活動，興味の限局性**（特定のモノややり方にこだわる，常同的で反復的な奇妙な運動，モノの一部への持続的集中など）がみられる。

自閉症では以上の症状が遅くとも3歳までには出現する。約70％の人が知的障害（IQ70未満）を伴っているが，中には正常知能の人もみられる。これらの人のことを高機能自閉症と呼んでいる。

2）アスペルガー障害（Asperger's Disorder）

知的には正常であるが，社会性の問題を含め，上記の自閉症の特徴を示す。言語の発達には大きな遅れはみられない。むしろ口数が多すぎる（多弁）ことがある。ただし，一種独特なことばの使い方をし，抑揚が特異的であったり，会話に一貫性が欠けることが多くみられる。なお，広汎性発達障害には上記の2つの他に，レット症候群，小児期崩壊性障害，非定型自閉症が含まれる。

知的障害のみられない広汎性発達障害は**高機能広汎性発達障害**（High Function Pervasive Developmental Disorders：HFPDD）と呼ばれ，その中には，高機能自閉症，アスペルガー障害（症候群），非定型の高機能広汎性発達障害が含まれる。

最近ではPDDを自閉症スペクトラム障害（Autism Spectrum Disorder：ASD）（Wing, 1996），そして，HFPDDを知的障害のない（高機能）ASDと呼ぶこともある。

その他の障害

上述の障害の他に，学校現場でみられやすい障害を以下に2つ挙げ，それぞれについて少し触れておく。

1）特異的言語発達遅滞（Specific Language Impairment：SLI）

生後の脳損傷などの既往がなく，精神発達や運動機能の発達に著しい遅れはないのに，構音障害（音韻障害）や吃音，文意のよく通らない言葉を話すなど，言葉（speech）の発達が遅れた子どもたちのことを特異的言語発達遅滞児と呼んでいる。DSM-Ⅳではこのような子どもたちはコミュニケーション障害のカテゴリーに分類されている。

話し言葉の異常は舌，唇，歯など構音器官の動きの不器用さや先天奇形の

ために生じる。ただし特異的言語発達遅滞児は話し言葉だけでなく，象徴機能（第3章参照）にも障害がみられることが多い。このため，特異的言語発達遅滞児は構音だけでなく，構文の誤りや未熟さなどの症状を合併している。

構音器官の不器用な子どもは手指など他の身体部位の動きにも不器用さがみられる。また言語は認知機能とも関わっており，認知発達に躓きがあると当然，言語や話し言葉の異常さにつながる。このように特異的言語発達遅滞児は，構音だけでなく，軽度とはいえ，言語，身体運動の不器用さ，認知の障害などを併せ持っていることが一般的である。

特異的言語発達遅滞のある子どもでは，言いたいことがあるのに，それをどのように伝えたらいいのかわからず，イライラしており，何とか話してみてもそれがうまく相手に伝わらず，さらにストレスをため込むという悪循環に陥ることが多い。これは成人のブローカ失語患者が経験している日常的ストレスと同質のものである。自分の話したいことがうまく言語化できないブローカ失語患者は，自分の気持ちや要求が相手に伝わらないストレスから無気力やうつ状態になりやすいのであるが，特異的言語発達遅滞の子どもたちも，適切な対処がされず，そのまま放置されるなら，無気力，うつなどの心理的危機をまねく危険性があるだろう。

2）不器用児（Clumsy Child）：発達性協調運動障害（developmental coordination disorder：DCD, DSM-IV）

不器用児とは，麻痺などの症状がみられないにもかかわらず，手足の動作が不器用であり，それが日常生活や学習面での障害になっている子どもたちのことである。不器用児についてはじめて記載したのは，子どもの先天性の読み書きと言語の障害の研究で著名なアメリカのオートン（Orton, 1937）であった。その後，ウォルトン（Walton, 1962）により発達性失行・失認症（Developmental Apraxia and Agnosia）という概念が提唱された。発達性失行・失認症とは，その動作ができるはずの年齢になってもスキップができない，ハサミが使えない，左右の弁別ができないなどの症状を指している。ただし，最近では発達性失行・失認症ということばはあまり使用されなくなり，DSM-Ⅳではそれに代えて，発達性協調運動障害（Developmental Coordination

Disorder：DCD）という診断名が用いられるようになったのである。

DSM-IVによるDCDの診断基準は以下の通りである。

①協調運動を必要とするような日常の活動における動作が，患者の暦年齢および知的能力から期待される水準よりも著しく低い。このことは，運動の発達指標（歩く，這う，座る）を達成することでの著しい遅れ，物を落とす，"不器用さ"，スポーツが下手，または書字が下手，などとして現れる。

②①における障害は，学業成績または日常生活の活動を明らかに障害している。

③脳性麻痺，片麻痺，または筋ジストロフィーのような，既知の身体的な障害に起因せず，広汎性障害の基準に合致しない。

④知的障害を呈する場合，知的遅滞に通常伴う運動の困難以上である。

なお，DCDはLDやADHD，自閉症などと合併することが少なくない。

第3章

子どもの神経心理学

脳の構造と機能

　神経心理学の基礎知識としてまず，脳の構造と機能の概要について述べる。大脳は外側の大脳皮質と内側の髄質に大きく分類できる。大脳皮質は，神経細胞（ニューロン）の集まった部分であり，新皮質，古皮質，旧皮質に分類できる。新皮質は大脳皮質の最も外側を占め，他の動物に比べ人類において最も発達しているところである。新皮質は中心溝と外側溝という2つの深い溝を基準に，前頭葉，頭頂葉，側頭葉，後頭葉という領域に区分できる（図1参照）。

　新皮質の場所と機能の関係は概ね明らかにされている。たとえば中心溝のすぐ前の部分は運動野，すぐ後ろの部分は感覚野である。運動野と感覚野以外の新皮質上の領域は連合野と呼ばれ，高度な機能を受け持っているところである。連合野には，①前頭連合野（前頭前野），②側頭連合野，③頭頂－後頭連合野，④運動連合野（運動前野＋補足運動野）がある。①は連合野の連合野とも

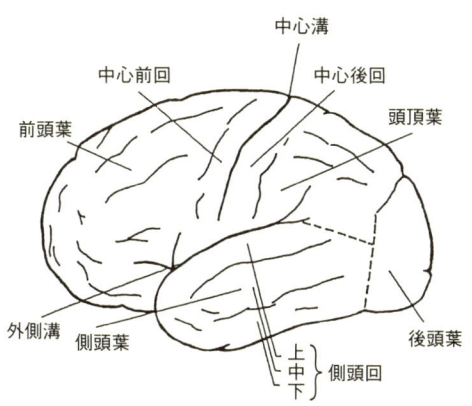

図1　大脳半球の脳葉部分（左外側面）

いわれ，他の連合野と協調しながら，注意，思考，意欲，創造，人格に関わるはたらきをしている。②は言語を理解したり，耳から聞いた言語情報などを短期に記憶しておく場である。③は体性感覚（皮膚感覚と深部感覚）に達した情報を空間的運動や視覚情報と結びつけて思考を構成する場である。つまり，眼球中心座標，聴覚座標，頭部中心座標，身体中心座標という感覚特有の座標をより大きな座標に統合するはたらきをしている。そして④は運動の企画や運動の順序を計画する場と考えられている。これらの中でも，とりわけ①の前頭前野は人格という「その人らしさ」に直接関係する重要な部位である。また，前頭前野はADHDやPDDをはじめ発達障害の人々において，その機能不全が指摘されている場所である。

　このような高度な機能をつかさどっている連合野が成熟（神経線維の髄鞘化）するのには時間がかかる。運動野や感覚野が概ね生後1年頃までに成熟するのに対して，連合野の成熟が完成するのは10歳頃になると考えられている。

　大脳の右半球と左半球とを結んでいる脳梁は新皮質最大の交連線維である。これらの線維は左右の大脳半球の新皮質の相同部を連絡し，左右の半球が一つの単位として機能できるようにしている。この脳梁は胎生8週から20週の間に形成される。また，脳梁の成熟（髄鞘化）は生後に始まり，生後約4ヶ月から後部から前部に向けて約2ヶ月間かけて進行する。しかし，脳梁の髄鞘化が完了し，成人並みになるのはやはり10歳頃である。

　大脳皮質の下には大脳髄質がある。大脳髄質は，大脳皮質に出入りする神経線維の集まりであるが，この髄質の中にも大脳皮質からの情報を，脳幹や脊髄などに連絡する中継点である大脳基底核や間脳といった神経細胞の集まった場所がある。大脳基底核は尾状核，被殻，淡蒼球，扁桃体，前障から構成されている。これらの中で扁桃体は情動に関係する場所であるが，最近，PDDの脳科学的説明の中でよく紹介されるようになってきた。また，尾状核，被殻，淡蒼球は錐体外路系の中枢で，骨格筋の運動や緊張を無意識に調節している。

　間脳は主に視床と視床下部から構成されている。視床は外部からの感覚情報をまとめて，それを大脳皮質に伝達する役割を担っている。視床下部は自律神経の起点であり，同時に脳下垂体に連絡して内分泌（ホルモン）を調節する役割も担っている。視床下部は自律神経と内分泌機能を調節して生体の恒常性

を維持しているのである。

間脳の下には中脳，橋（きょう），延髄，そして脊髄へと続く。中脳と橋と延髄をまとめて脳幹と称している。脳幹部は視床下部や辺縁系と連絡して，呼吸，循環，体温などの生命に直接関わる機能を維持している。また，大脳皮質の覚醒水準は脳幹部の中心軸にある網様体（もうようたい）からの刺激によって維持されており，感覚の入力によって網様体が興奮すると，網様体は大脳皮質へ信号を送り皮質を覚醒させている。一方，大脳皮質も網様体へ信号を送っており，網様体の活動の水準を調節しているのである。

視床と視床下部の一部，基底核の一部と，大脳皮質の古皮質（海馬傍回前部（かいばぼうかいぜんぶ））と旧皮質（海馬体，歯状回（しじょうかい））とを併せて，大脳辺縁系（だいのうへんえんけい）という本能や情動の中枢とされる機能単位を形づくっている。大脳辺縁系は，基本的な生命現象の維持や調節に関与し，さらに本能や情動の中枢であることから，「内臓脳」と呼ばれることもある。

海馬は記憶機能に深く関わっている。大脳における記憶の座は，側頭葉内側部の古皮質・旧皮質にあるこの海馬をはじめ，脳弓（のうきゅう），乳頭体（にゅうとうたい），扁桃体などの組織と側頭葉新皮質，前頭葉皮質だろうと考えられている。これは情動の座とも重なっている。私たちが過去の記憶を想い出すとき，映像イメージに楽しさや悲しさなどの感情を伴うのは，このような脳の生理学的な観点から説明できるだろう。

脳幹部の後方には歩行などの運動や姿勢保持を担っている小脳があり，その下方には脊髄が続いている。小脳は，以前は運動機能に特化した脳と考えられていたが，現在では運動以外のさまざまな認知機能にも関与しており，PDDやADHDでもそこに機能不全があることが指摘されている。

子どもを対象とした神経心理学（発達神経心理学）の歴史

子どもを対象とした神経心理学は発達神経心理学と呼ばれている。歴史的にみると，19世紀の末から20世紀の初めに，先天性語盲（読字障害）や先天性語聾（聴覚失認）についてすでに症例報告がされていた。1937年，アメリカの神経学者オートン（Orton, 1937）が，子どもの先天性の読み書きと言語（会話）

の障害についての専門書を出版し，そこで象徴倒錯症（strephosymbolia：大脳半球の不均衡によって起きる鏡読み）という概念を提唱したのであった。このオートンの研究が「子どもの神経心理学」の実質的なスタートとみなすことができるだろう。

　子どもの神経心理学は成人の神経心理学と比べ，研究の開始時期がとくに遅かったわけではないが，その後は子どもの神経心理学は成人の研究よりも大幅に遅れをとった。その主な理由は2つ考えられる。一つは研究方法上の制約である。CTやMRIなど画像診断装置がまだ開発されていない時代では，行動上の問題と脳の損傷部位との対応についての検討は剖検（死後解剖により脳の障害部位を探索する方法）に頼る以外にはなかった。成人，ことに高齢の患者を主な対象とする成人の神経心理学に比べ，子どもの神経心理学では剖検の機会はずっと少なくなる。したがって子どもの場合，脳の障害部位を剖検により証明することは困難であり，子どもを対象とした神経心理学的研究の多くは成人の神経心理学をモデルとして，成人患者との症状の類似性を唯一の根拠に脳損傷部位を推測するに留まらざるを得なかったのである。

　もう一つの理由は子どもの脳の特性に関係している。子どもの脳は成人脳とは本質的に異なるのである。子どもの脳は成熟の途上にあり，可塑性（機能面での復元力）も成人脳よりもずっと高いことが知られている。したがって，子どもの脳を，すでにある程度成熟した成人脳と同列に扱うことはできず，成人の脳研究によって明らかにされた神経心理学的知見を子どもの研究に導入すること自体に無理があったのである。

　以上の事情は現在でも大きく変化したわけではない。ただし，最近（とくに1990年代以後）ではfMRIや光トポグラフィーなどの脳のイメージング技術が，LD，ADHD，PDD児などに適用されはじめ，子どもの脳の障害部位が少しずつ解明されつつある。

発達神経心理学の基礎概念

　発達障害を理解するためには正常の発達についての知識を持つ必要がある。したがってここでは，正常の発達についてもふれながら，アタッチメント，情

動，心の理論，実行機能，中枢的統合，身体図式，ソフトサインなど，発達障害を理解するために必要な発達神経心理学の概念について説明する。

1）アタッチメント

　生後2ヶ月頃の子どもは誰に対しても微笑む。しかし月齢の経過とともに母親など養育者だけに微笑み，見知らぬ他者にはあまり微笑まなくなる。生後3ヶ月頃から微笑，発声，泣き，後追いなど養育者が近くにいることを求める行動を示し始める。養育者の子どもに対する愛情行動と子どもの養育者に対するこれらの行動との相互作用の結果として，子ども－養育者間の情緒的な絆であるアタッチメント（愛着：attachment）が形づくられる。アタッチメントの形成には子ども（そして養育者）の情緒を安定させるはたらきがある。情緒の安定は知的発達の前提条件であり，情緒が安定していないと知的発達に何らかの問題が発生する危険性がある。

　7～8ヶ月頃にはこのアタッチメントはさらに強化され，養育者の姿が見えないと不安になり，見知らぬ人が近づくと泣き出す。これが人見知りである。PDDでは，この人見知りや養育者への後追いがみられないことがある。つまりアタッチメントの形成不全があるということである。

2）情　　動

　基本的情動に何を含めるかは研究者によって異なるが，たとえばダマシオ（Damasio, 1994）は基本的情動（彼はそれを一次的情動と呼んでいる）を，喜び，悲しみ，恐れ，怒り，驚き，嫌悪とし，気恥ずかしさ，嫉妬，罪責感，誇りを生後の経験によって獲得される二次的情動としている。神経心理学的には，一次的情動は大脳の大脳辺縁系，扁桃核，前部帯状回に起源がある系統発生的に古い情動であり，二次的情動は大脳新皮質の前頭葉が関与する，社会的に学習するものと考えられている。一次的情動は自己を対象化しなくても発生するが，二次的情動は自己を自分自身で認識することにより発生するものである。自分が他者をみるように自分も他者からみられていることがわかる，つまり自分も他者のまなざしにさらされていることを理解することにより二次的情動が発生するわけである。

情動は自己あるいは自己と他者との関係を調整する役割を果たしている。このような情動による調整（情動調整：emotion regulation）には，身体的ストレスや興奮の調整と他者の媒介によって次第に調整的関係を形づくる（他者とうまくやっていく）ことの2つの機能が含まれている。PDDではこのような情動による自己調整，あるいは自己と他者との関係調整がうまくできないことがよくある。HFPDDの症状を持つある人のエピソードを一つ紹介しよう。その人はクラスの友人から，その友人の祖父が昨夜亡くなった事実を聞かされたとき，どのような表情をしたらよいかがわからず，とりあえず普段の対人場面でこの人が常に用いている表情である笑顔を作ってしまったのだった。この人はこのように，情動（この場合は悲しみ）による共感ができず，日常の対人関係において困難性を抱えていたのである。

3）象徴機能

生後9ヶ月頃に子どもは目標物に注意を向け，指さし（pointing）を行う。この指さしには，大別すると，「原命令の指さし」と「原叙述の指さし」の2種類がある（萱村，2002）。前者はほしい物を獲得するための指さしであり，後者は目標物へ他者の注意を向けさせるための指さしである。養育者は子どもの指さしに応じて，その場で注意を共有し，感情の経験を共有するようになる。このような経験がコミュニケーションの発達を促進させ，それにより言語機能の発達につながる。このように指さしも一つの契機として，子どもは象徴機能（symbolic function），すなわち，「意味するもの」と「意味されるもの」との関係を理解し，操作的に使用できる能力を発達させるのである。

象徴機能の萌芽的な反応は，鏡に映っている自分の姿と自分自身との関係が理解できることや，自分の名前と自分自身との関係が理解できることである。すなわちこの場合，鏡像や自分の名前が「意味するもの」であり，自分自身が「意味されるもの」ということである。このような鏡像理解や自分の名前と自分自身との関係がわかるようになるのは1歳半頃と考えられている。

1歳半から2歳頃までに子どもに延滞模倣（delayed imitation）がみられる。たとえば，姉が折り紙をしているのを見ていた弟が，数時間後に折り紙のマネをしたとする。この場合，意味されるものは姉の折り紙行動であり，意味する

ものは弟による姉の折り紙行動のマネである。すなわち，延滞模倣の出現は象徴機能の発達を示唆するサインと捉えることができる。

　PDD 児の中には指さしが獲得されない場合や，獲得時期が健常児よりも遅れる，原命令の指さしは獲得されても原叙述の指さしは獲得されないなど，指さしの発達異常がみとめられる。このような指さしの未獲得や機能の不全は象徴機能の発達にも影響すると考えられる。また鏡に映っている自分の姿と自分自身との関係を直感的に理解できず，鏡に映った自分の姿をみて違和感を持つ人も PDD の人の中には少なくない。つまり PDD の人は程度の差はあるにせよ，象徴機能の発達に躓きがみられるということである。

　言語発達の速度には個人差が大きいことには注意すべきであるが，通常，子どもは 5 歳頃までには流暢にしゃべれるようになり，9 歳頃には殆どの子どもたちが母国語の文法を修得する。教育の世界で昔から経験的に語られている「九歳の壁」（小学校 3 年から 4 年にかけて勉強についていけない子どもたちの数が急増する現象）は，このような言語発達，ことに文法の体得状況と関係があるかもしれない。

　読み書きは，口頭での会話とは異なり，場を共有していない人たちに対して自分の考えや思いを伝えなければならないことばである。このような読み書きの発達もすでに就学前から始まっている。4～5 歳頃にひらがなの読み能力が上昇し，就学前には殆どのひらがなが読めるようになる。この頃には音節分解や音韻抽出が発達し，音韻意識（たとえば，「えんぴつ」の最後の音は何？と聞かれて「つ」と答えられる能力，「しりとり」などで判明）が高まってくる。この音韻意識の高まりがひらがな読み能力の基礎にある。ひらがな書きの発達が小学校入学とともに速まることはいうまでもない。

　読み書き能力の発達により子どもたちは抽象概念を獲得する。つまり目で見ることのできない世界を捉えることができるようになるのである。また読み書き能力の発達により自己を発見し，自分の行動や気持ちをコントロールできるようにもなる。つまり読み書き経験の蓄積により自己の成熟が促進されるのである。

　言語発達の基盤は色々あるが，第一は養育者との間でのアタッチメントの成立と情緒の安定だろう。これが正常なコミュニケーション機能を有する言語発

達の前提といえる。これに加え，たとえば，事物の操作性，手段目的関係の理解，カテゴライゼーション，モノの永続性理解，音声知覚，音韻意識などの認知能力や，構音機能，随意運動などの運動発達などが言語の発達と維持に不可欠な条件である。さらにより高次の読み書きの習得には，空間認知，下位過程の自動化，モニタリング，メタ認知，読み書き方略（プランニング），内容に関する知識などの発達が関与してくる。LD，とくに読み書き障害児では以上の情報処理過程の何れかで躓いている。

4）心の理論

　私たちは自分や他者の行動を目で見ることはできても，心の中の様子については，他者からはもちろん，自分自身でさえも，決して見ることはできない。しかし，私たちの行動を制御しているのは，直接見ることのできない，この心のはたらきであることは間違いない。たとえば，おいしいと評判のレストランにわざわざ足を運ぶのは，「あのレストランの料理はおいしいに違いない」という信念や「おいしいものが食べたい」という願望に駆り立てられて，そのようにしているのである。それでは，私たちの心の中のはたらきにはどのようなものがあるのだろうか。

　上に挙げた信念や願望もその一つだが，少し考えただけでも，それら以外に，意図，知識，感情，思考，推論，好み，記憶などが思いつくだろう。私たちは普段，こうしたはたらきが自分の心の中にあり，それらがどういう状態になっているかについて，ある程度自覚しながら生活している。さらにそれだけでなく，自分以外の他者の心の中にもやはり同じような心のはたらきがあり，他者もそのはたらきに従って行動していることを，私たちは知っているのである。

　このような他者の心のはたらきは，自分のものとは同じではない。つまり，他者は自分と同じように感じたり，考えたりするとは限らないわけである。私たちはそのことも知っている。このような条件下で，私たちにできる唯一のことは，他者がどのように感じ，考えているかをその言動から推測することだけである。日常場面では，私たちはお互いに，このように他者の心のはたらきを色々と推測し，人々の行動を予測したり説明したりしているのである。

　たいていの場合，私たちはお互いの心をうまく読むことができる。何も特

別な訓練を受けなくても，日常の社会的な経験を重ねることにより，私たちは他者の心を推測したり，自分の心の状態を認識したり，さらにはそれらの理解の上に，他者の心の状態を変容させることすらできるのである。心の理論（theory of mind）とは，こうした自己や他者の心のはたらきや状態についての知識と理解，あるいは心のはたらきの法則を示す概念なのである。
　心の理論の研究は70年代後半からはじまった。当初は，ヒトではなく，チンパンジーを対象としていた。プレマックとウッドラフは，チンパンジーなどの霊長類でも，ヒトでみられるのと同じような他の個体に対する「あざむき」行動がみられる点に目を付け，「チンパンジーに心の理論はあるか（Does the Chinpanzee have a theory of mind ?）」という問題意識のもとに，「サラ」というメスのチンパンジーを対象に，実証的な研究を始めたのであった（Premack & Woodruff, 1978）。
　さらに，80年代，90年代に入ると，霊長類を対象としたこのような心の理論研究は進化心理学の領域で発展したが，同時に，動物の認知研究の枠組み（心の理論）は，ヒトの子どもを対象とした認知発達研究や，自閉症児（者）の原因を検討する神経心理学的研究に持ち込まれ，それぞれ独自の発展を遂げていった。
　ヒトを対象とした発達研究の嚆矢は，ウィマーとパーナー（Wimmer & Perner, 1983）による，誤信念（false belief）課題を用いた，幼児が他者の心をどのように理解しているかについて検討した研究である。誤信念課題とは何かということについて，その代表的な「サリーとアンの課題」を例に説明する。
　まず，子どもに，①サリーは最初ビー玉を自分のバスケットに入れる，②それからサリーはその場面から去る，③その後アンがそのビー玉を自分の箱に移す，④最後にサリーが戻ってくる，というストーリーを理解させた上で，サリーはビー玉を見つけるためにどこを探すか？という問いに答えさせるのである。正答は「バスケット」だが，正答に至るには，子どもが，ビー玉の本当の所在（アンの箱）とサリーの心の中の「ビー玉はバスケットの中にある」という誤信念との区別ができて，その内容を考えるだけの能力が発達していなくてはならない。このような課題解決は2, 3歳では難しく，4歳頃に誤信念課題が通過できる，すなわち心の理論が現れると考えられているのである。

さらにもっと高次の誤信念課題として，「人物 A は人物 B のことを〜と思っている」と人物 B は誤って信じている，という A の信念に対する B の信念を問題にする二次的信念の理解課題がある。たとえば，自分が（実際には嫌っていないのに）相手を嫌っているものと，相手が誤って信じていることを認識できれば，相手との関係修復を図ることができるだろう。しかし，自分と相手ともにそのことが認識できなければ（すなわち二次的信念が理解できなければ），相手も自分も双方がお互いに被害的になり，両者の関係は厳しいものになるか，あるいは崩壊してしまうことが予測できる。また二次的信念が理解できない人は他者からいわれた皮肉を皮肉として捉えることができない。他者に対して平気で皮肉を繰り返す人は，自分の発言が相手には皮肉ととられることが認識できないという点において，やはり二次的信念の理解に問題がある可能性がある。このような二次的信念の能力は 9, 10 歳以降に大きく発達するとされている。

　PDD では，たとえ知的障害のみられない高機能者（HFPDD）であっても，この心の理論に何らかの問題があることが指摘されてきた。自閉症児（者）は他者の心の状態を推し量ることが苦手であり，そのことが彼らの対人関係がうまくいかない原因の一つになっていると考えられているのである。

　子どもを対象とした心の理論研究は，最近では，心の理論の発達由来を探る目的で，4 歳未満の乳幼児を対象に，共同注意や三項関係の理解と心の理論の連関を検討することに傾注されるようになってきた。生後 9 〜 10 ヶ月の子どもは自己 – 他者 – モノの三項関係の中で他者（とくに親）との間で意味の共有を始めている。たとえば母親に抱かれた子どもが「あんなモノがある」とでもいいたげにイヌのぬいぐるみを指さしたとする。一方の母親は，子ども一緒に指さしの先にあるイヌのぬいぐるみを見て（共同注意：joint attention），「あー，ワンワンねー」などと子どもに語りかける。このような子ども（自己）と母親（他者）とイヌのぬいぐるみ（モノ）の関係は三項関係と呼ばれる。子どもはこのような三項関係の中で他者との間で感情や意味を共有し始めるわけである。これは象徴機能，さらには音声機能の発達と合流して言語となる。情動的な共鳴，象徴機能，言語機能が一体となって，遅くとも 1 歳半までには，他者を，自分とは別の意図を持つ主体であると理解できるようになる。つまり，

他者の中にも自分と同じように意図があり，他者の行動はその意図に沿って実行されていることが理解できるようになるのである。

2歳頃になると「見立て（ふり）遊び」や「ごっこ遊び」がみられるようになる。このような遊びは，子どもたちの内部で心の理論が発達してきているからこそ可能になるのである。また，このような遊びがみられるようになること自体が心の理論が発達してきていることを示す一つの証拠とみることもできる。

ところで，対人関係の中で他者との関係を調整しながら，他者とうまくやっていく能力のことを社会性と呼んでいる。他者とうまくやっていくためには，他者の感情を識別すること（共感：empathy），他者の視点に立って世界を見ること（役割取得：role-taking），他者の行動の原因や意図を正確に理解すること（帰属：attribution）などの認知能力が必要だが，これらはすべて心の理論と関連する能力であり，質的，量的に豊かな対人関係の中でこそ獲得できるものである。したがって，親子関係に課題のある場合や，子ども時代の遊び体験が欠如あるいは不足していると，心の理論ひいては社会性の発達を損なう危険性がある。

家庭や学校では依然として，「人の気持ちを考えなさい」とか「相手の立場に立ってごらん」などと注意して，子どもに反省を促すことがある。このようなことばの背後には，他者の気持ちや立場を想像することはそれほど難しいことではなく，「ちょっと考えたらわかるだろう」という了解があるように思われる。しかし，現代の子どもたちにとって，ほんとうに他者の気持ちや立場は「ちょっと考えてわかる」ものなのだろうか。

最近，社会問題化している，衝動性や攻撃性の抑制困難ないわゆる「キレる」子どもたち（子どもだけではないが）の増加は，今や他者（あるいは自己も含めて）の気持ちや立場は「ちょっと考えてわかる」ものではなくなったことを暗示しているように私には思われる。

5）実行機能とその障害

実行機能（executive function）は行動の高次の制御機能である。すなわち実行機能とは，プランニング，妥当でない反応の抑制，思考や行為の柔軟性を含む過程であり，何らかの目的や心的モデルに従って問題の解決を持続させる情

報処理能力全体を指す総合的な概念である（Duncan, 1986）。簡単にいうと，自分が内面に持っている目的や企画に従って，思考や行動を持続させていくことに関係する脳機能の総体を実行機能と呼んでいるのである。この実行機能の障害は脳の前頭葉，中でも前頭前野の機能不全と関連している。

　実行機能は，未経験の新しい場面や葛藤場面に柔軟に対応し，適応するために，とくに重要なはたらきをしている。たとえば，買い物に行って魅力的な洋服を見つけたとしても，その値段が予算を超えていたなら，普通なら買うのを控えるだろう。これも実行機能であり，「衝動買い」をしないで（すなわち買う行動を抑制して），予算，すなわち内的なプランに従って，その洋服を買わないという適切な行動を選択（意思決定）できたということである。ADHDの人の中には衝動買いやギャンブルをやめられず生活の破綻をきたす人がいるが，これは実行機能障害の一つの現れとみることができるだろう。

　また，PDDの人々が日常生活で直面する大きな困難性の一つに保続と行動の柔軟さの欠如がある。保続とは今ここでの問題解決のためには不必要である（あるいは役立たない）行動をとり続けてしまう，つまりその行動を抑制できないことである。行動の柔軟さの欠如とは，状況が変化しても自分の行動をその変化に併せて修正できないことを意味している。たとえば何かに熱中して遊んでいるときに強く尿意を感じても，トイレに行くことができない。つまり結果的に優先順位が逆転してしまうのである。つまり，PDDの人々は一度学習された行動を文脈に併せて（すなわち臨機応変に）実行することが困難なのである。これも実行機能障害といえるだろう。

　実行機能の主要な構成要素に作動記憶（working memory：WM）がある。WMは情報を一次的に保持，操作する短期記憶の一種である。LD，ADHD，HFPDDなどではこのWMの障害が目立つケースが多い。

　実行機能の障害は，検査場面では，数唱検査での保持困難，ウィスコンシン・カード・ソーティング・テスト（WCST）での保続（perseveration）やハノイの塔課題での遂行困難などの所見として現れる。

6）中枢的統合とその弱さ

　中枢的統合とは物事の細部や部分よりも全体の意味理解の方に引きずられる

認知スタイルのことである。たとえば，私たちが誰かの話を聞いた後，その話の細部については忘れても，話の内容の結論は覚えているものである。あるいは漢字を書こうとして，ど忘れして書けないことがある。このとき，何とかその字を思い出そうとすると，その大まかなかたちは思い出せるが，細部についてはなかなか思い出せないのではないだろうか。このような現象が起きるのは，私たちの脳に中枢的統合という認知特性が存在するからだと考えるわけである。

さて，この中枢的統合がうまく機能しない傾向，すなわち「弱い」中枢的統合（Weak Central Coherence：WCC）がPDDの人たちを中心にみられることが指摘されている。つまり全体よりも部分へのバイアスがかかるということである。PDDの人ではこのように，全体よりも細部に注意が集中し，全体の意味の理解や記憶は困難だが，その代わりに細部を正確に記憶することが得意なのである。文章の暗記課題を例に挙げると，通常であれば，暗記の際に文章列（細部）よりも文章全体の意味の方に注意が向けられる（すなわち中枢的統合）ため，再生（思い出して答える）では文字列などの子細な情報は覚えていなくても，文章全体の意味は覚えているものである。ところが，PDDの人では必ずしもそのような結果にはならない。すなわち，PDDの人では，入力の際に文章全体の意味に引きずられることがなく，文章の下位構造である文字列に集中するため，文章全体の意味は再生できないが，文字列の再生は良くできることがあるのである。PDDの人はこのような部分と全体の情報処理能力間の解離（discrepancy），つまり全体よりも部分（下位構造）の情報処理に集中する認知スタイルを持っているのである。このような認知スタイルがみられるのは文章の暗記課題に留まらない。部分的特徴の抽出を求める課題の積木模様検査（block design test）や埋没図形検査（enbedded figure test）などの空間能力検査においてもPDDの人は好成績を示すといわれており（Shah & Frith, 1993），その原因として，PDDでは図形全体よりもその下部構造に集中する傾向が強いためであると考えられているのである。

アスペルガー障害を持つ人々の中に数学などの能力が優れた人々がいるが，歴史的にみると，WCCはそのような謎を説明するための一つの認知モデルとして提出されたといえる。フリス（Frith, 1989）が最初にこの考えを示したの

だが，私も，中枢的統合の弱さはいわゆる「木を見て森を見ない」という PDD の人によくみられる傾向をうまく説明できる有効なモデルであると考えている。

中枢的統合の弱さは換言すると，部分と全体の関係が理解できないことであるから，結局は文脈理解の障害という症状になって現れる。また，PDD の人の思考や行動は「点」であって，それらがつながってなかなか「線」にならない，あるいは一つの行動の終わりが設定しにくい，つまり行動の分節化が困難であるが，このような現象も中枢的統合の弱さの観点から説明可能に思われる。

7）身体図式

身体図式（body schema）は自己や自己と環境との関係性を理解するための核となる生理機能である。原初的な身体図式は生得的つまり生まれつき身体に備わっているものである。たとえば，産科における胎児のエコー撮影でも，胎児が自分の手をまるで「孫の手」のように用いて顔を掻いている様子が観察されることがあるが，これは身体図式が機能しているからこそ発現する行動と考えられる。また新生児の目の前で親が舌を出したり頬をふくらませたりしてみせると，子どもも同じように舌を出したり頬をふくらませる新生児模倣（あるいは共鳴動作）が知られている。新生児が親の表情を模倣する事実は，親の顔の目や口や舌が自分の顔のどの部分に相当し，それらの部分をどのように動かせば良いのかを彼らは生得的に「知っている」ことを意味している。さらに新生児は他児が泣いているのを聞いて，同じように泣き出してしまうこともよくある。これは情動感染と呼ばれる現象であり，他児が泣いている様子に誘発されて自分も同じ感情状態になってしまうのである。このような行動面での模倣や共鳴，あるいは情動感染といった現象は，新生児には身体図式を核として自己と他者とが共振し合う構造が内在化されていることを示唆している。

新生児では，上下肢を中心としたさまざまな自発運動（General Movements：GMs）や脳幹や間脳起源の原始反射（primitive reflex）など生得的な動きがみられるが，私は子どもの発達にとって重要な意味を持つこれらの動きも身体図式の一つの要素と捉えている。

身体図式が成立し正常に機能するためには，自分の身体の状態を感じる内受容感覚，自分の姿勢や筋肉運動を感じる自己受容感覚（前庭覚，固有感覚），そ

して外部からの刺激に対する外受容感覚（触覚，視覚，嗅覚など）が循環的に統合されていることが必要である。このような統合に失敗することがすなわち身体図式の障害ということになるだろう。

　発達障害を持つ子どもや成人では，程度の差はあるが，この身体図式に何らかの不全さが認められる。発達障害児は社会性や学習の発達において多彩な症状を示すが，これらの諸症状の基底には身体図式の障害が横たわっている場合が少なくない。また，一人称で語る「私」のことを心理学では主体的自己と呼ぶが，身体図式はこの主体的自己の身体的基盤となるものであるから，身体図式の障害は主体的自己の形成にも影響を及ぼすことが予測される。

　身体図式の問題（あるいは未熟さ）は身体動作や認識の不器用さとして表面化する。したがって臨床的には身体の協調運動検査や触認知検査，左右弁別検査など，いわゆるソフトサイン検査（第8章参照）で身体図式の状態の一面を調べることができると考えられる。人は道具を使用する（環境に働きかける）ことにより，その道具をまるで身体の一部のように使用できるようになる。このプロセスつまり「道具の身体化」は身体図式がその道具にまで拡張した現象とみることができる。したがって身体図式の問題は道具使用の不器用さとしても顕在化する。それ故，箸，文房具，楽器などの道具使用の不器用さは臨床においても重要な観察点となる。

　子どもは成長するにつれてこの身体図式を核に養育者との関係をはじめさまざまな対人関係の中で自己身体に対する認知を発達させる。これらの身体に関する認知的総体を身体イメージ（body image）と呼んでいる。身体イメージは自分の身体や身体自己について心の中に形作る内的な画像なので，人物画検査を通してその一端を調べることができる。その意味で，人物画検査も，間接的ではあるが，身体図式の検査とみることもできるだろう。対人関係がうまくいかない発達障害児の人物画では特徴的な所見がみられることが多く，人物画には診断的な意義がある。

　大東ら（2004）は身体図式を，体性感覚性身体表象，意味的身体表象，さらに視覚的身体表象の3つの下位成分に分解している。人間では触覚や深部感覚によって支えられている生得的な体性感覚性身体表象をコアに，生後の養育者との関係をはじめさまざまな対人関係の中で言語的あるいは視覚的体験を重ね，

意味的あるいは視覚的身体表象を発達させると考えられるのである（萱村, 2006）。これら意味的，視覚的身体表象の発達に直接関連する出来事を以下にみていこう。

「～ちゃんの目はどこ？」などの指示に対して，自分の目の部分を指し示すことは1歳半頃までにはできるようになる。これは，鏡を見て，そこに映った像が自分自身であることを認識できるようになる時期とほぼ一致している。自分自身で直接見ることのできない身体部位を指し示すには，ことばで示された部位（目など）を自己の身体をイメージ化する必要がある。この課題が通過できることは，子どもは自己や他者の身体を意味的，視空間的に捉えることができるようになってきたことを示している。

また，生後1ヶ月から2歳2ヶ月までの保育園児の自己発達を観察した植村(1979)は，自分の名前を呼ばれたり，友達の名前を尋ねられたりしたときに示す子どもの反応をまとめている。植村によると，1歳頃から名前を呼ばれて「ハイ」と返事するようになるが，最初は誰の名前に対しても返事していたのが，1歳8ヶ月頃には自分の名前のときだけ「ハイ」と返事できるようになったとのことである。つまり自分の名前が自己を表象するラベルであることが理解できるようになるわけである。このように，意味的，視覚的身体表象の発達に関わる重要な出来事の発生は，生後1～2歳の間に一つのピークを迎えるとみてよいだろう。

新生児は養育者との親密な関係の中で模倣や共鳴など身体図式を基礎にした反応を重ねることにより，次第に原初的な自己（主体的自己）を獲得し始める。さらに幼児期になると，養育者を始め他者との言語的（意味的）な相互関係を通して3歳頃までに第2の自己，すなわち社会的自己を獲得するようになる。この社会的自己は親密な他者（の価値観など）を自己内部に取り込んで内面化することによって成立するものであり，内なる他者の視線（まなざし）といえよう。精神分析でいう超自我に近い概念である。

子どもは1～2歳半頃に養育者とのやりとり遊びをしたり，1人2役のひとりごとをいったりするが，これは他者が内在化され，内なる他者（内的他者）が芽生えつつある証拠である。このようにして成立する社会的自己は主体的自己にはたらきかける存在である。つまり社会的自己が能動的で主体的自己は受動

的な存在といえよう。自己は「他者化」されて実際の他者がするように子ども は自分で自分に対してする（矢野・落合，1994）。子どもが自分のことを，周り の他者が自分を呼ぶその呼び名で呼ぶのはその一例である（矢野・落合，1994）。

　内面化された批判的な視線（まなざし）に対して安定的な自己評価や肯定的 な自己像を保つことはアイデンティティの確立にとって不可欠の条件である。 したがって，主体的自己と社会的自己のバランスは思春期以降の社会適応に とって重要な条件といえる。しかしさらに遡れば，主体的自己の生理的基盤で ある身体図式こそが自己や他者理解の最も基礎的な条件であるといえるだろう。

　ただし，身体図式による自己や他者理解は子どもの頃だけに限った現象では ないことも付言しておく。実際，大人でも2人で熱心に会話をしているとき， どちらか1人が腕を組めば，もう1人も同じように腕を組む共鳴的な動作はよ くみられる現象である。また，友人や家族が悲しそうな，あるいは楽しそうな 表情でいると，たとえその原因が不明でも，自分も同じように悲しい気分，あ るいは楽しい気分になるだろう。つまりこれらの例は，大人になっても他者の 動作や感情を無意識に自分の中に取り込むことにより他者を自己に重ね，同時 に自己を他者に重ね合わせながら，状況を共有し他者を理解していることを示 している。身体図式を通した自己，他者理解は，言語的（意味的）理解とは別 の非言語的なチャンネルとして子ども時代だけでなく大人になっても存続し続 けるのである。

8) ソフトサイン

　ソフトサイン（soft neurological signs）は従来，微細脳機能障害（MBD） などの診断に用いられてきた神経学の概念であり，日常場面では，靴のひもを 結べない，ボタンがかけられない，あるいは右と左の区別がスムースにでき ないなど，子どもの年齢から考えて，協調運動能力や認知能力に軽度の遅れ （borderline）や発達領域間の解離（discrepancy）がみられる現象を指している。

　ソフトサインにはいくつかの定義がある。たとえばシェイファーら（Shafer et al., 1983）は，ソフトサインを，運動や認知機能に関する神経学的検査にお いて正常からの軽微な逸脱所見を意味し，かつその脳障害局在性がはっきりし ない徴候と定義している。また坂本（1978）は，麻痺など従来の古典的な神経

学的徴候とは異なり，軽微な徴候で，その出現も一定せず，したがって普通の神経学的検査ではひっかからない神経学的変異と考えている。さらに私は，これらの定義を参考に，ソフトサインを身体図式や空間能力に関する微細な逸脱と捉えている（萱村，2003）。このように研究者の視点の違いによって定義は異なるが，大まかにいえば，ソフトサインの陽性所見とは運動や感覚の不器用さ（clumsiness）ということである。

　上述のように，ソフトサインは認知運動発達的な borderline と discrepancy の2つの側面から捉えるのが有効である。すなわち，認知運動面での正常発達からの僅かな遅れ（borderline）と，発達領域間での解離，食い違い（discrepancy）という2つの所見がソフトサインであるという考え方である。

　不器用さという症状は発達性協調運動障害（DCD）のみならず，LD，ADHD，アスペルガー障害など種々の発達障害において広く認められ，その原因に脳機能の不全さの存在が想定される。それでは発達障害児における不器用さはどのような方法で判定されるのであろうか。たとえば，ハサミの使い方が下手であるなど日常動作が不器用であるからという理由だけで，それが脳の機能不全によるものとは即断できない。年少ならハサミをうまく使えないのは当然であるし，小学生でも経験不足や心理的緊張などさまざまな理由でハサミをうまく使えないこともあるからである。また一概にハサミの使い方が下手といっても，どの程度（あるいはどのような使い方）を「下手」とするのか，その基準は明らかとはいえない（萱村，1997）。

　日常動作において観察される不器用さは発達障害の診断に必要な所見であるが，そこには年齢，経験，緊張，判定基準の未確立などの諸要因が絡んでおり，日常観察のみによる不器用さの判定にはどうしても曖昧さがつきまとう。このため発達障害児の不器用さの診断では，日常動作の観察だけでなく，経験や緊張の関与が少なく，かつ年齢的な判定基準が判明している検査によって調べる必要がある。このような目的から開発されたのがソフトサイン検査である。ソフトサイン検査の具体的な方法は8章で述べる。

第4章
神経心理学による発達障害児の行動理解

　本章では，3章で紹介した発達神経心理学の考え方をふまえ，今一度，発達障害児の行動についての解釈を深める。

学習障害（LD）

　LDの中心は読字障害（dyslexia）である。読字障害の種類には錯読（「エレベーター」を「エベレーター」，「がっこう」を「がこう」，「シ」を「ツ」と読むなど），視覚認知障害（行をとばす，同じ行を繰り返すなど），語性失読（逐字読み），促音，拗音などの特殊音節の読み困難などが含まれる。

　これらの障害では多くの場合，音読の障害があるが，一口に読字障害といっても色々なタイプがあり，その中には字面を追うことはできても文章の意味を見いだすことが困難なタイプの読字障害児もいる。このようなタイプでは教科書を音読させると割合と読めるため，学校現場では，音を文字に関連づけることができない（つまり音読できない）タイプの読字障害に比べ，障害の存在に気づかれにくいのだが，実は文章の意味がよくわかっていないのである。

　読字のプロセスには，文字や単語を音に結びつけて処理する方法から，単語や文章から直接意味を理解する方法に至るまでの段階がある。読字や書字に問題のある子どもの多くはこのような段階のいくつかに躓きがみられる。読字障害児はまた，注意機能の問題を合併していることが少なくなく，注意の持続ができないために読字に専念できず，このことが文章理解をさらに困難にさせている。

　書字障害とは，うまく書けない症状である。聴覚的理解に問題がある場合や，読字障害のある子どもにこの障害がよくみられる。いうまでもなく，書きことばは最も高度な言語機能であり，文章を書くためには，話しことばや読み

の理解能力が充分に発達していることが必要である。書字障害の症状としては，ひらがなの「ぬ」と「め」，カタカナの「シ」と「ツ」を間違って書く，あるいは鏡文字を書くなどの形態的な類似に基づく誤反応がその代表的なものである。

また，拗音や促音などの特殊音節が書かれていない間違いもよくみられるが，これは聴覚的理解，ことに音韻処理の問題が書字に影響した失敗である。日本語の仮名文字は音と文字とが一対一で対応しているので，音と文字をつなげることは英語などに比べ容易だが，それでも特殊音節の理解で躓く子どもは少なくない。また，漢字となると，ひらがなやカタカナとは異なり，一つの文字に複数の音が対応していることに加え，その形態も複雑であるため，書字障害児にとって学習しにくい課題である。

さらに，このような言語系の基礎能力に問題がみられない場合でも，たとえば視覚運動機能（とくに眼と手の協応）に不器用さがある場合，あるいは，企画，注意機能，記憶機能（とくにエピソード記憶やWM），思考力など実行機能や中枢的統合に関連する機能に問題がある場合には書字障害となって表面化する。たとえば「昨日の遠足の思い出」について作文を書きなさいという課題を遂行するためには，まず遠足での出来事を覚えていて，その内容を適切に想起しながら，企画し，文章を構成する必要がある。これらのプロセスのどこかに躓きがあれば，たとえ文字レベルの表出には問題がない場合でも，文章が書けない，あるいは意味の通らない文章を書くことになる。

また，算数障害に認められる基礎的な神経心理学的障害としては，1対1の対応ができない，意味のある数え方ができない，大きな群の中の部分的なまとまりを視覚化できない，紙の上の配置が理解できないなどの原因が考えられ，現実にはそれらの複合的な結果として，算数学習に困難をきたしている。

以上述べたLDの諸症状が本格的に出現するのは児童期（小学校時代）からである。LDの出現率には性差があり，女子よりも男子の方にLD児の出現率が高いとされたこともあったが，現在ではこの見解は必ずしも支持されていない。

学校は読み書き能力が重視される社会である。したがって読み書きに躓きのあるLD児は，学校では強いストレスにさらされ，日常的に疲労感や劣等感を

感じている。それらをそのまま放置すると，自尊感情の低下につながり，神経症や人格障害などさまざまな二次的障害へ至る危険性もある。

　ところでLDの生物学的な原因はわかっているのだろうか。これまでのところ，読字障害の一部には遺伝性があることは確認されている。読字障害の一部については1番や15番染色体を含めた常染色体優性遺伝の可能性が指摘されている（Grigorenko et al., 2001; Morris et al., 2000）。それが関連しているかどうかは不明であるが，読字障害児の脳には大脳皮質に小さな病変（形成異常）が散在していることが指摘されている（Galaburda et al., 1985）。とくに聴覚言語機能に関連の深い大脳左半球のシルビウス溝（外側溝）周囲に小さな病変がみられるとのことである。

　さらに，大脳半球の解剖学的な左右差が消失していることも指摘されている。たとえば，言語中枢の一つであるウェルニッケ野内側の側頭平面（planum temporale）という場所の面積は通常，右半球よりも左半球の方が広いことが知られているが，読字障害児ではそのような左右差が認められないとのことである（Galaburda et al., 1985）。このように読字障害児では，言語聴覚情報を処理する左半球の側頭連合野などに先天的な問題があり，このことが読字障害の発生に関与していると考えることができる。

　子どもの読字障害の神経心理学的モデルとしては，成人の失語症との症状面での類似性に着目し，左半球障害として捉える仮説（左半球モデル）（Satz & Sparrow, 1970）がある。私は，上記のような読字障害児の脳にみられる解剖学的特徴から判断して，このモデルにはある程度の妥当性があると考えているが，この左半球モデル以外にもいくつかのモデルが示されている。たとえばゲルストマン症候群との関連で左半球の角回を病巣と考えるモデル（Benson, 1970），あるいは脳梁の機能不全による左右の大脳半球間の情報の転移障害，すなわち脳梁障害のモデル（離断症候群）（Hynd et al., 1995）なども想定されている。

注意欠陥／多動性障害（ADHD）

　ADHDの症状を神経心理学的にみると，実行機能と行動抑制の障害がその

中心と考えられる（Barkley, 1997）。3章で述べたように，実行機能とはプランニング，妥当でない反応の抑制，思考や行為の柔軟性を含む過程であり，何らかの目的や心的モデルに従って問題の解決を持続させる情報処理能力全体を指す概念である。2章の表2に示した不注意，多動性，衝動性などADHDにみられる諸症状は実行機能と行動抑制の障害として捉えるとかなりの部分が説明できるように思われる。

　ADHDは脳のドーパミン代謝と関連が深いと考えられている。神経伝達物質であるドーパミンは感情や運動に関係する神経細胞のはたらきを抑制・調節しており，ADHD児でみられる多動性や衝動性はこのようなドーパミンの受容体などの異常によって起きると考えられているのである。このようなドーパミン受容体の異常はその部位のドーパミンD4受容体遺伝子（DRD4）の変異によって引き起こされると考えられている（LaHoste et al., 1996）。このDRD4は11番染色体上の遺伝子である。しかしDRD4とADHDの関連を否定する研究もあり，本当のところはまだよくわかっていないといわざるを得ない。またこのような遺伝的要因がなくても，妊娠中に母親が飲酒・喫煙した場合や，乳幼児期に鉛に曝された場合はADHDの脳障害部位と考えられている前頭前野に損傷を受けてADHD様の症状が発生することもある。ADHDの異常をもう少しマクロ的にみると，大脳右半球の前頭前野，小脳，大脳基底核（尾状核，淡蒼球）の異常が考えられる。

　脳波（電気生理学）的にもADHDの特有の脳波がみられることが明らかにされている。私たちの研究（萱村ら，2005）でもADHD児は迷路や複雑図形の模写などの認知課題に着手したとたん，ゆるい波であるθ波やδ波が出現することが明らかにされた。これは簡単にいうと，ADHD児は注意を集中しなければならない場合や緊張を強いられる状況下では，脳機能（覚醒水準）が低下しやすいということである。このことは，日頃落ち着きのない多動の子どもがテストになると眠ったり，ボーとしてしまうことが多いという教育の場における経験則を生理学的観点から説明するものと考えている。

広汎性発達障害（PDD）

　歴史的には，アメリカのカナー（Kanner, 1943）によって統合失調症の早期発症型として報告されたのがPDD研究のはじまりである。当時はPDDの主因は親の養育態度による情緒的問題にあると考えられていた。しかしその後研究が進むにつれ，次第にPDDの原因を情緒的問題に求める考え方は顧みられなくなった。そして現在では，PDDは多様な行動異常の原因として認知障害があり，さらにその基底には脳（機能）障害が存在するという見方が一般的になっている（萱村，2002）。脳の障害部位としては，HFPDDも含めPDDでは脳の前頭葉機能や扁桃核の問題が考えられる。

　遺伝学的研究の成果としては，PDDに関連する染色体異常が15番，16番，17番染色体で見つかっているが，まだ不明のところが多く残されている。現状では，単一の染色体の遺伝子の問題ではなく，いくつかの染色体上の遺伝子が関与していると考えられている。

　次にHFPDDの症状について整理しておこう。HFPDD児と養育者とのアタッチメントは比較的速やかに形成されるが，集団行動は苦手で，自分の興味に没頭する傾向がある。青年期にもコミュニケーションの問題は残り，孤立は続く傾向にある。適応できる人も少なくないが，中には精神的な問題やアイデンティティの問題を示す人もいる。

　HFPDD児の言語発達には特徴があり，彼らの約半数は言語の遅れを示すとされている。HFPDDの中でもアスペルガー障害では言語発達に顕著な遅れはないが，それでもことばを現実の文脈の中で適切に使いこなす能力，すなわち語用的な能力の発達には躓きがみられる。たとえば，先生に対して使うような丁寧語を友人に対しても使い続けるしまう，つまりTPOを考慮した言葉遣いができないということである。アスペルガー障害の子どもはカタログ的な知識は豊富だが，話しことばは相手に表面的な印象を与える。つまり彼らの話しことばは他者と体験を共有する機能が低いのである。あるアスペルガー障害児は，多忙にしている先生にゲームの話を延々としてなかなか話をやめず，その先生を困らせていた。このように，自分の興味や関心のあることを，相手の立場や状況を考えずに一方的に話し続けることは，アスペルガー障害児において

認められる典型的エピソードの一つである。
　HFPDDの人はまた，想像力がうまく機能せず，比喩や隠喩がうまく理解できない。たとえば，「目が飛び出た」「顔に泥を塗る」などの比喩的な表現をそのまま字義通りに解釈してしまう傾向がある。登校前の，母親による「早くしないと遅刻するよ」の一言で不登校になってしまったHFPDD児がいた。HFPDD児の中には，「もし何々ならば何々」という仮定文の意味を，想像力がはたらかなくて理解できない（あるいは誤解する）人がおり，彼もその一人だったのである。つまり，母親は「遅刻しないように早く準備しなさい」の意味で先のように注意したのだが，彼にはそれが単に「遅刻するよ」という宣告の意味にしか受け取れなかったのである。「遅刻する」と言われたら，学校へ行く気にはなれないのが普通ではないだろうか。
　記憶機能にも問題がある。彼らの記憶は意味を付与した貯蔵が困難で，時間構造のはっきりしないところに断片的に散らばって蓄積されているのである。したがって，遠い過去に経験したつらかった出来事が，何かのきっかけで突然思い出され，現実感を伴った体験として現れ（これをフラッシュバックやタイムスリップ現象などと呼ぶ），パニックになってしまうことがよくある。ある高校生は，10年も前の小学校時代にいじめられた体験（トラウマ）を，恐怖や怒り，不安などのネガティヴな情動を伴って突然思いだし，激怒したり号泣したりした。このとき，本人にしてみれば，その記憶内容は決して「遠い過去の，すでに解決済みのこと」ではなく，まさに今ここでその出来事を再体験しなおしているといえるだろう。つまり傷つきなおしているのである。私は，PDDの人ににみられるこの記憶の問題は，彼らを不安にさせたり苦しめたりする最も大きな要因の一つとして重視している。
　PDDの人々が，さまざまな感覚，つまり音，触覚，嗅覚刺激などに過敏あるいは鈍感なことはよく指摘されるところである。何でも臭ってみなければ気がすまなかったり，運動会のトラック競技のスタートで鳴らされるピストルの音や，始業終業を知らせるチャイムの音に反応し，パニックを起こす子どもも多い。PDDの人々では運動機能面でも不器用さが認められるが，運動のある面では大変な器用さを発揮することもある。HFPDDとくにアスペルガー障害の人々の中には，歩いたり走ったりといった粗大運動は不器用だが，手先を使っ

た細かい運動（微細運動）は並外れて優れている人も多い。ソフトサインとはこのような discrepancy のことを指しているのである。

一つの活動に没頭すると，なかなか止められないのも PDD の特徴である。これは周囲からは極端なマイペース主義に映る。このような行動特徴のためにいじめを受けることもある。

以上，PDD や HFPDD の症状の概要を述べたが，その中核的症状は何といっても社会性の障害である。社会性の障害の原因としては神経心理学的には，誤信念課題や表情（とくに視線）の認知課題によって判定される，心の理論の障害が考えられている（Baron-Cohen, 1995）。つまり社会性の障害とは他者の気持ちを読みとるのが困難（心の理論の障害）ということなのである。第3章で詳述したように，心の理論とは対人関係において他者の要求や感情などを推論して自己の行動を決定する能力のことである。つまり他者の心の内容を読む（推論する）能力が心の理論である。PDD の人では脳の扁桃核や前頭葉の機能不全などがあり，このような他者の心を読む能力が障害され，そのため他者に共感することや他者の行動を理解することがうまくできず，対人関係の構築が困難になっていると考えられているのである。

ただし，たとえば行動や興味において強いこだわりを示すことや物体の一部だけに持続的に熱中する行動の原因については，心の理論ではなく，実行機能障害と中枢的統合の弱さから説明されるものである。これらも3章で述べたが，繰り返すと，実行機能は何らかの目的や心的モデルに従って問題の解決を持続させる情報処理能力であり，また中枢的統合の弱さは，情報の部分よりも全体の意味の方に引きずられる一般的認知特性が弱く，ときに全体より部分に注意が集中する傾向を意味する障害であった。私はこれら2つの神経心理学的障害は一つのコインの表と裏の関係にあると考えている。つまり PDD の人では，中枢的統合が弱く，情報をまとめることがうまくできないために，部分である具体的情報に固執し，結果的に何らかの企画に沿って行動を持続させたり，適切に終了させることが困難になる症状，すなわち実行機能の障害として表面化すると考えているのである。

第5章
自閉症ファンタジーの適応的意味

　私は，特別支援教育の一環として10年ほど前から小・中学校において発達障害の巡回相談を行っている。学校の教室を訪問して，授業中や休み時間における子どもたちの様子（行動）を観察するのだが，授業中であっても，高機能自閉症やアスペルガー障害の子どもたちの中に，自分独自の世界（自閉症ファンタジー）に浸り，その活動に熱中している行動によく遭遇する。彼らのこのような行動の多くは，授業とは無関係であるため，担任の先生をはじめ周りの人々には了解困難で，即座に中止させなければならないと感じさせるものである。

　たとえば私の知る中に，あるアスペルガー障害の小学生が授業中に突然箒を持って立ち上がり，箒を振り回して架空の敵と戦い始めたため，その場に居合わせた担任の先生と他の子どもたちはそれを何とか止めさせようとして，力ずくでその子が握っていた箒を取りあげようとしたというエピソードがある。箒を取りあげたという担任や他の子どもたちの対応はとくに間違っているわけではない。授業中であったことを考慮すると，それは自然な対応であったというべきだろう。最近では多くの教室でこれと似たエピソードをよくみかけるようになってきたが，その際の周囲の反応は概ねこのエピソードと同じものである。

　だが，そのような周囲からの力ずくの対応によって，子どものファンタジーが終結するかというと，上のエピソードもそうだったが，残念ながら結果はその反対で，ファンタジーから脱却させることはできず，むしろ担任や他の子どもたちも敵視されるという点において，ファンタジーはより拡大され強化されてしまうのである。

　さて，上のエピソードが示唆することは何だろうか。それは，一つには自閉症ファンタジーを外圧によって剥がし取ろうとしてもなかなか困難であることが挙げられるだろう。しかしながら実際には，教育現場や家庭，あるいは場合

によっては心理臨床の場においてさえ，ファンタジーに浸るPDD児を無理に現実の世界に引き戻そうとして，却って状況を悪化させる拙い対応が取られ続けてきたのである。このこと自体，学校や家庭における自閉症児に対する関わり方を考える上で看過できない問題だろう。しかし上のエピソードはこの他にも重要な示唆を含んでいる。それは，そもそも何故その子が授業中にファンタジーに浸り始め，それに固執する必要があったのか，その背後にどのような理由があったのかという問だろう。

そこで本章では，ともすれば問題行動として扱われがちなこの自閉症ファンタジーにむしろ適応的な意味があることを指摘することを目的として，それが生起し，持続する原因について考察し，さらに教育的支援の在り方についても少し考えてみたい。

ファンタジーとは何か

ここではまず，ファンタジーに関する一般的な定義を行う。ファンタジーというと，普通はサンタクロース，ハリー・ポッター，ドラえもん，ディズニー，幽霊，UFOなどのことばを思い浮かべるのではないだろうか。麻生（1996）はファンタジーを「リアルな幻想」と定義した。確かにファンタジーは実在しないが，上に述べた例は，いかにも実在しそうな印象を人々に与えるものである。ここでは，麻生のこのファンタジーの定義も勘案し，ファンタジーを「単純化された現実のモデルであり，キャラクターやストーリー（物語）として呈示されるものである」と定義する。

PDDの人々は独特の「自閉症ファンタジー」を持っているとされる。自閉症ファンタジーの特徴は感覚優位であり，あまり象徴的な意味はなく，幼児期のファンタジーから青年や成人期の趣味に至る発達的系列を持っているとされる（梅本ら，2006）。私はこれまでの臨床経験から，PDDの人々は程度の差はあれファンタジー世界に固執し，それが彼らの適応に一定の役割を果たしているとの印象をもっている。もちろん健常者もさまざまなファンタジーをもっており，それらは基本的にPDDの人のファンタジーと内容的，機能的に重なる部分も多いと思われるが，後述するように違いもみられるのである。

ファンタジーの発達

　一般的にはファンタジーを構築する能力は象徴性の発達を基盤にして発達するのである。したがって，ファンタジー能力獲得の第一段階は，新生児模倣（あるいは共鳴動作）や情動感染といった他者（他児）の操作をそのまま内面化する（すなわち外部世界を取り込む）ところから始まる。このような模倣現象にも発達的変化がみられ，最初は新生児期の機械的な模倣であるが，生後半年頃から次第に意図性を持ったコミュニケーションとしての模倣へと発達するのである。生後9〜10ヶ月には目標物に注意を向け，指さしを行う。指さしにはその機能的側面から，「原命令の指さし」と「原叙述の指さし」がある。前者は欲しいものを獲得するための指さしであり，後者は目標物へ他者の注意を向けさせる指さしである。指さしにより象徴機能，すなわち，「意味するもの」と「意味されるもの」との関係を理解し操作的に使用できる能力が発達するのである。

　2歳頃から動作による「ふり」が本格的に始まる。たとえば，絵本の食べ物にスプーンを押し当てて食べるマネをするようになる。つまり動作的表象としてのふり（麻生，1996）の発達である。

　幼児期の子どもは自己中心的で，知覚に依存した認知様式を持っている。その一例として，雲や太陽などの動いているものを生物として捉える傾向がみられる。子どもは道を歩いていて，太陽がいつまでも遠ざからないことを発見して，「お日様がついてきたよ」などという。つまりアニミズムである。さらに，幼児期後半から児童期にかけて想像の遊び友達（imaginary playmate）（麻生，1996）を持つ子どもがいることが知られている。人形などの物質的なものが何もないのに，子どもはあたかもそこに本当の友達がいるかのように振る舞ったり話したりするのである（麻生，1996）。その友達には，名前もあり，はっきりとしたパーソナリティもあり，子どもはその友達と何年も交流することがある（麻生，1996）。

　以上からわかるように，元来，幼児期や児童期の子どもたちは「アニミズム」や「想像上の遊び友達」といったファンタジーを基礎にした精神生活を営んでおり，そのファンタジーの生成には象徴性の発達があるのである。

ファンタジーのはたらき

　ファンタジーにはどのようなはたらきがあるのだろうか。まず考えられるのは，ファンタジーそのものが楽しい体験であるということである。アニメを観たりディズニーランドへ行ったりするのは，そのような楽しみを求める気持ちが動機になっていると思われる。また，ファンタジーは自分には達成できない夢や希望を，自分に代わって達成してくれるはたらきがある。アニメのドラえもんや時代劇の水戸黄門はその典型だろう。これらのファンタジーに浸ることで人々は一種の精神浄化を行っているともいえるだろう。

　しかし，ファンタジーのはたらきはこれらだけではない。ファンタジーにはさらに，「現実理解のための手がかり」としてのはたらきがあると考えられる。私たちは現実世界や自分の将来を展望するとき，ある種のモデルを適用し，それに沿って現実世界や将来を理解しようとするのである。たとえば，初対面の人を理解する場合，自分の知人の中にその人によく似た人がいると，私たちは，その初対面の人も自分の知人と同じような性格ではないかと根拠のない見立てをしてしまうことがある。これも一つのファンタジーであり，私たちは初対面の人を理解するためのモデルを設定しているのである。また，独身の社会人が，自分の結婚や自宅の購入などのライフプランを持っている場合も，それは一つのストーリーであり，一種のファンタジーといえるだろう。この社会人はこのプラン（ファンタジー）に基づいてさまざまな意思決定をすることになるのである。このように，ファンタジーには私たちが現実の環境に適応するための意義があるといえよう。

PDDの人々のファンタジーの特徴

　PDDの人々が抱くファンタジーも基本的には健常者と同じようなはたらきを持っていると考えられる。つまり，「精神浄化」と「現実理解の手がかり」という2機能はPDDの人のファンタジーにも存在するのである。しかしながら象徴機能などの発達に躓きのある彼らのファンタジーには独特の「硬さ」と「文脈からの独立性」がみられることを指摘しておきたい。硬さとは，繰り返し

と修正のされなさのことである。つまり，何度も同じファンタジーを想起し，しかもその内容はあまり変化しないということである。もちろん，長期に観察すると，PDD児のファンタジーも発達的変化を遂げることが知られている（梅本ら，2006）が，その一方で何年にもわたり共通のテーマに固執することも多いのである。私の知る中にも「機関車トーマス」のファンタジーを5年以上にわたり想起し続けたあるPDD児のケースがある。

また，文脈からの独立性とは，現実の状況とはほとんど無関係の内容のファンタジーを想起し，それにより本人の意識と行動が支配されてしまうということである。先に紹介した授業中に箒を振り回して架空の敵と戦ったアスペルガー障害を持った子どものエピソードはまさに文脈（すなわち授業中）からの独立を示す典型例だろう。

PDDの人々は模倣や指さしを含めた象徴性の発達に躓いており，自閉症ファンタジーにおける「硬さ」と「文脈からの独立性」はともに象徴性の発達障害に由来すると考えられる。PDDの人々の多くは言語機能に障害があり，高機能であるアスペルガー障害の人々でさえ語用論的な問題を抱えているのである。

PDDの人々がどのようなファンタジーを抱いているかを理解するために役立つのが，アスペルガー障害の症状を持つオーストラリアのドナ・ウィリアムズ（Williams, D.）による『自閉症だったわたしへ』という自伝である。この本の中で「ウィリー」と「キャロル」という名のキャラクターが，ドナ自身（ドナの主体的自己）に代わって，如何にドナを支配し，ドナに代わって行動しているかをうかがい知ることができるのである。以下に，この自伝からこのことがよくわかる部分を2カ所取り上げた。

　……（前略）三歳になる頃には，ウィリーはわたしが外の世界で演じる役として，すっかり私の身についた。ウィリーになったわたしは，まず憎々しげな目であたりをにらみつける。そして唇を一文字に結び，全身を硬直させて，ぎゅっと拳を握りしめる。歩き回る時には足を踏み鳴らし，気に入らないことがあれば唾を吐く。……（中略）……いずれにせよこの頃のわたしは，ウィリーというキャラクターになりきって，外の世界に接して

いた。この名前は，無意識のうちに，わたしの名字のウィリアムズから生まれたのだろう。そしてその性格や行動の仕方は，わたしを圧倒し踏みつける者をなぞったのだろう。その者とは，母だ。(後略) ……

(ドナ・ウィリアムズ『自閉症だったわたしへ』　p.42)

……（前略）わたしは，完全にキャロルになりきっていたのだ。そのため自分の恐れていることが，キャロルという人物の取っ手を失うことなのだということに，気がつかなかった。キャロルが本当のわたし自身であるかのように思ってしまったのである。(後略) ……

(ドナ・ウィリアムズ『自閉症だったわたしへ』　p.226)

以上の引用は，ドナがウィリーとキャロルという2つのキャラクターに支配され，翻弄されていたことを述べた部分である。子ども時代のドナは，本当の自己，すなわち主体的自己が現実生活の中で充分には機能せず，その欠落を補うかのようにこれらのキャラクターに成りきることで，何とか毎日の生活に耐えしのいでいたのである。その苦しい様子が彼女の文章から切々と伝わってくる。この頃のドナの主体的自己は，まるでこれらのキャラクターの行動を物陰からただじっと観ているだけの傍観者のようである。ドナの場合，これらのキャラクター，中でも母親をモデルにしたウィリーは，自己のもう一つの側面である社会的自己としてドナを圧倒し続けたのである。また，キャロルも実在の人物であり，ドナの憧れの少女であったが，ドナは，まるでそのキャラクターが本当の自分であるかのように思いこむほど，それを深く内面化してしまっていたのであった。

PDDをもつ人々にとって，このドナにみられるような弱くて存在感の乏しい主体的自己と，それを圧倒し，またある意味では保障する強い社会的自己という組み合わせはかなり一般的な現象なのではないかと私は考えている。ドナの場合はキャラクターというファンタジーに支配されていたのであるが，ファンタジーの内容はキャラクターでなく，特定のストーリーのこともあるだろう。このような特定のストーリーに固執し続けるということも，PDDではよく観察されることであり，このようなストーリーも社会的自己の一つの表現型

と考えられるのである。
　ただ，健常な人々にとってそうであるように，PDDの人々にとってもこのようなファンタジーは適応的なはたらきがあることに注意しなければならない。PDDの人々は，そのときの状況にうまく適応できず，緊張したストレスフルな場面において，ファンタジーにより強く固執する傾向があるのである。たとえば，ドナの場合は，問題の多い家族関係の中で，外界からの得体の知れない恐怖に対する自己防衛として，ウィリーやキャロルに成りきることで，そのストレスフルな日常を何とか乗り切っていたと考えることができるだろう。
　私はこのように，PDDの人々にとってファンタジーは弱い主体的自己を機能的に補うという役割を果たしていると解釈している。そして，このことは，自閉症の人々と直接的に接する保護者や教師，あるいは職場の同僚や上司などの人々による支援に関して一つの方向性を呈示することになる。家庭，教育現場，職場などにおいて自閉症のファンタジーに遭遇したとき，通常，それはその場の文脈から乖離しているために，一般的な対応としては，周りの人々はそのファンタジーを否定し，力ずくで現実に引き戻そうとすると考えられるが，これは間違っている。当人にすれば，その場の状況理解の困難さから発生する恐怖や不安から逃れるための自己防衛としてファンタジーに固執しているのであり，それを外圧によって無理にはがし取られようとするとパニックになってしまうかもしれないのである。また，恐ろしい現実世界を生き抜くために，ある程度の期間にわたって特定のキャラクターを演じている場合，それが道徳的に問題のあるキャラクターであれば，そのキャラクターに代わって当人が社会的な制裁を受けることにもなる。PDDの人々と接する人々は，彼らのファンタジーのこのような機能的な意味や特徴を理解した上で，そのストーリーやキャラクターに向き合い，その中で現実との接点を探りあてる努力をする必要がある。また，彼らが道徳的に問題のあるストーリーやキャラクターを深く内面化してしまう前に，社会に適応した行動を獲得するようなソーシャルスキルトレーニングも求められるだろう。

第6章
ジャクソニズムによる気づき

　対象児を的確にアセスメントすることは支援の一つの柱とされ，今後その重要性はますます増大するものと考えられる。しかしアセスメントするためには，その前に子どもに何らかの障害があることに気づくことが求められる。そこでこの章ではまず，障害への気づきのためにジャクソニズムが有効であることを述べ，次章において具体的なアセスメントの技法と意義について説明する。

▍アセスメントの前段階：ジャクソニズムによる気づき

　ここでは，発達障害児の認知・行動特性の理解において，神経心理学の中心的概念の一つであるジャクソニズム（Jacksonism）が有効であることを示したい。神経心理学という学問の起源は19世紀のドイツやフランスで行われた失語症研究にある。失語症とは，それまで普通に会話ができていた人が，脳血管疾患などの脳障害により，その後遺症として，話したいことをうまく話せなくなったり，話しかけられたことばが理解できなくなったりする病理のことである。

　失語症は，当然ながら，子どもよりも脳血管疾患などに罹患しやすくなる成人にみられることが多い。このため失語症研究を起源とする神経心理学も元来，成人を対象とした学問であった。そのような状況の中で，てんかんを専門としたイギリスの神経学者ジャクソン（Jackson, H.）の思想，すなわちジャクソニズムも，成人の脳障害に伴って諸症状が出現するメカニズムを説明，解釈する有効な仮説として神経心理学の体系の中に取り込まれていったのである。

　このように，神経心理学やその中の概念であるジャクソニズムは元来，成人にみられる病理現象を対象としたものであった。したがって，子どもの発達障害の臨床や研究においてジャクソニズムを適用することは従来，あまり一般的

ではなかった。そのような状況で，私は，人間の発達や発達障害を神経心理学的立場から考えるという立場を採ってきた。つまり，ジャクソニズムを念頭に発達障害に関する臨床と研究に携わってきたのである。その経験から，私は，ジャクソニズムが発達障害の認知・行動特性の理解や臨床面で一定の有効性を持っていると確信するに至ったのである。

　以下では，ジャクソニズムが子どもの発達障害臨床に役立つことを具体的に提示する。ただし，ジャクソニズムの有効性は，発達障害の理解や臨床のさまざまな側面において認められ，そのすべてを紹介することはできない。そこで，ここでは発達障害児にみられるいわゆる問題行動に焦点を当て，学校の先生や保護者など周囲の大人が，ジャクソニズム的なパラダイムでその問題行動を解釈することにより，発達障害児本人とその周囲の大人たちの双方が有益であることを示したい。

ジャクソニズムとは

　進化論で著名な生物学者ダーウィンの影響を受けたイギリスのジャクソンは，「神経機能の進化と退化の法則」を提唱した（Jackson，秋元訳編，2000）。すなわちジャクソンは，神経系を階層的に捉え，上部に位置する高次の神経系はより不安定で，より意図的であり，下部に位置する低次の神経系はより安定的で，より自動的であると主張したのである（山鳥，1985）。そして神経系が破壊される場合は，上部の，より不安定，より意図的なものが壊れやすく，下部にある，より安定，より自動的なものが残りやすいと考えた（山鳥，1985）。

　ジャクソンのこの考え方はジャクソニズムと呼ばれている。ジャクソニズムによると，たとえば言語には知的言語（話し手の意図の伝達）と情動言語（話し手の感情の表現）があり，前者の方が後者よりも階層的に上位にあり，壊れやすいと考える。したがって，ジャクソニズムの立場からみると，失語症患者では，知的言語と情動言語の間に解離が起こり，自分の感情を表現できても（たとえば，退屈なときに，あ〜あなどの発声をするなど），意図を含んだ話ができなくなると解釈するわけである。

　人間の場合，高次の神経系に障害が起きると，周囲の環境に何とか適応し

ようとして，それより機能的に低いレベルにある神経系が，障害を受ける前とは異なったはたらき方をし始める。たとえば，ある人が健忘症になったとしよう。健忘症とは過去の記憶に空白ができた状態である。その場合，その人は過去の空白の時間を事実とは異なる話で埋めようとする。これを作話症という。その人の過去を知る家族や友人らは，本人の語る内容についていけず，困惑，狼狽する。あるいは，本人の話の内容が間違いであることを力説し，それを何とか納得させようとするのである。ところが，本人には病識がなく，自ら語る話の内容を信じて疑わないのである。何故このような奇妙なことが起きるのだろうか。

　その理由を一言で言えば，その人が自我を守るために無意識にフィクションを創り出したということになるだろう。そもそも人間とは，記憶（内面化）された過去の経験の中に自分らしさ，つまりアイデンティティを見いだす動物である。したがって，過去のある時点での経験が記憶から消去されてしまうと，ある特定のアイデンティティを維持することが困難になり，自我が揺らぐという危機を迎えることになる。自我の揺らぎは，人々に不安を惹起させるもっとも大きな要因だろう。つまり健忘症に罹った人々が作話症を呈するのは，自分が何者かわからなくなる不安を回避するために発動された防衛機制なのである。

　すなわち，健忘症と作話症とのこのような関係をジャクソニズム的に解釈すると，過去のある時点の記憶が突然消失した結果，自我を守るために，記憶されている自身や他者の経験内容などを総動員して，その空白を埋めるフィクションを創り上げるのだということになる。このようなジャクソニズム的解釈に立つと，作話症を呈する患者に対して周囲の人々が採るべき態度のポイントが見えてくる。そのポイントとは，一つには患者の作話の内容を，感情的になって，無碍に否定してはいけないということである。そしてもう一つは，作話の内容に翻弄されず，その背後（あるいは基底）にある「本質的課題」，つまり健忘の存在に速やかに気づくことである。これにより，医師や家族ら，患者の周囲の人々は，取り組むべき課題が，作話ではなく，健忘であるという正しい目標設定ができるのである。このように，患者の行動をジャクソニズム的に解釈することにより，周囲の人々が適切な態度を採ることを可能にさせるのである。

本章の冒頭で述べたように，私は，ジャクソニズムは，成人の脳障害だけでなく，子どもの発達障害に対応する場合にも有効であると考えている。そこで以下では，子どもの発達障害の臨床においてジャクソニズムがどのように役立つのかということについて，3人の子どもたちのケースに基づき，具体的にみていきたい。

3人の子どもたちのエピソード

作文を書こうとしない小学校5年生のある子ども（A君）のことをまず取り上げたい。担任の先生はなんとか書かせたい一心でA君を励ましたり，横についてA君に問いかけながら作文を書きやすくなるように支援をされていた。ところが先生がそのように努力すればするほど，A君は机に伏せたり，隣の子どもにちょっかいを出したり，ついには先生に対して「向こうに行け」などと暴言を吐いたりするようになった。そのような言動をされて，先生も心中穏やかではなかったようである。

また，小学校4年のある子ども（B君）は，「約束を守らない」「よくウソをつく」として学校の先生から相談のあったケースである。B君は，そのことが原因で学校の先生や保護者から叱られることが常であった。そのためか，彼は大人に対して拒否的な態度を採ることが多かったのだが，これは，このようなストレスフルな生活が長期にわたって続いたことを考えると当然の結果かもしれない。

さらにもう一つケースを紹介しよう。小学校5年生のある子ども（C君）のことである。C君の担任の先生が私に次のようなエピソードを話された。ある日，先生が商店街で買い物をしていると，C君が先生のほうに向かって前方から歩いてきた。C君も先生の顔を見ていたようなので，先生がC君に向かってニコッと微笑んだのだが，彼は何の反応も示さず，先生の前を無表情に通り過ぎていったとのことであった。先生はこのエピソードから，C君のことを，街で知り合いに出会っても挨拶もできない，しつけのできていない子どもと解釈していたのであった。

3人の子どもたちの「本質的課題」

　まずA君について，後日，判明したことだが，実はA君にはプランニング機能や空間認知の障害による書字障害があったのだった。これではどんなに励まされても，がんばっても作文はなかなか書けない。本人は5年生であるから，自分にそのような「書きづらさ」があることに気づいているが，それを認めたくない。ましてクラスの他の子どもたちに知られたくないわけである。とくに5年ともなると，自尊感情との関連でそのような防衛的な気持ちがますます強まってくる。そうすると，作文を書かなくてもすむように無意識のうちに上に挙げたさまざまな困った行動が現れるようになったとしても，それはむしろ自然な反応といえるのではないだろうか。

　B君も，神経心理検査の結果，聴覚的な記憶力の弱さがあることが判明した。つまり，口頭で告げられた事柄を覚えておくことがなかなかできなかったのである。日常的に「約束を守らない」「よくウソをつく」のはこのような記憶の問題が原因と考えられた。彼は約束を「守らない」のではなく，それをすぐに忘れてしまうために「守れない」のであった。本人にしてみれば，約束を破ろう，ウソをついてやろうなどの悪意はなく，むしろ先生や保護者の期待に応えたいと切に願っていたのである。そうした願いが強かったからこそ，実際には約束を守ることができなかったことを，先生や保護者からとがめられることに耐えきれず，その場しのぎの言い訳をする習慣が身に付いてしまっていたというわけであった。

　C君については，先生にさらにお話をうかがうと，街で出会っても挨拶もせず，無表情に通り過ぎていくというエピソードは，実は頻繁にあるとのことであった。先生は最後に，C君について，「教室ではちゃんと挨拶ができるのに，困った子です」とおっしゃったのだが，先生のこの嘆息を交えたことばを聞いて，私の胸には引っかかるものを感じた。というのは，C君には相貌失認があるのではないかと疑ったからである。相貌失認とは，脳の機能的な問題のために，人の顔を認識，識別するのが困難になっている病理のことである。成人の脳障害でも発症するが，PDDやADHDのある子どもたちでも相貌失認の症状を持つ子どもは決して少なくないのである。相貌失認があると，教室や学校の

中で先生に出会った場合は，先生のお決まりの服装や先生の声の特徴などを手がかりにして目の前にいるのが先生であると認識できるのだが，街で突然出会うなど，それが先生であることを推察する手がかりが周囲に少ない場合は，目の前の人物が先生であることがなかなかわからないのである。もしC君が相貌失認を持っていたとすれば，「挨拶のできない，しつけのできていない子」という解釈は全く的外れということになる。

ジャクソニズムによる行動の解釈

　上に紹介したA君，B君，C君のエピソードが示唆しているのはどういうことだろうか。A君はいつまでも作文を書こうとせず，隣の子どもにちょっかいを出したり，先生に暴言を吐いたりして，「困った子ども」として周囲には映っていただろう。B君も，約束を守らなかったり，ウソをついたりする，やはり「困った子ども」と周囲には認識されていたと思われる。同様にC君も，挨拶のできない「困った子ども」とみられていたのである。つまり3人は何れも「困った子ども」であり，教育的には「困った子ども」たちの「困った行動」を何とか改めさせることが課題であると認識されていたものと思われる。つまりA君であれば，何とか作文を書かせなければならない，B君ならば，約束を守らせ，ウソをつかないようにさせなければならない，さらにC君では，きちんと挨拶のできる子どもにしなければならない，ということである。このような「教育的課題」を遂行するために，通常採られる手段は，「励ますこと」と「叱ること」ではないだろうか。この励ましや叱責がマイルドなうちはまだしも，このような関わりがなかなか効果を現さず，励ましや叱責の程度を強めていくと，子どもたちの自尊感情が低下し，反抗的態度が強化されたり，場合によっては学校に出てこなくなることさえあるだろう。

　彼らの行動をジャクソニズムの立場からみるとどうなるだろうか。A君は自分が作文を書けないことをある程度自覚しており，作文の書きづらさを友達に知られたくないという防衛的な気持ちから，作文を何とか書かせようとする（つまり本人からすれば，自分の隠しておきたい秘密を暴かれる）先生を排除するために，暴言などの行動を表面化させ，その場しのぎをしていたといえる。

B君の場合も同様に，約束を覚えておくことが苦手なことはわかっていたが，周囲の期待（B君が約束を守ること）に応えられない自分が嫌で，情けなくもあり，それ以上自尊感情を低下させないために，その場しのぎの言い訳をする習慣が身についてしまったと解釈できる。C君の場合は，そもそも自分が何故，「挨拶のできない子ども」とみなされているのかが理解できないのである。C君は，教室ではしっかりと挨拶をしているつもりであるし，学校外で先生をはじめ知り合いに出会ったことを認識できていないのであるから，自分が学校外で挨拶できなかったことそのものを自覚できないのである。したがって，先生から「挨拶しなさい」と注意されても，C君には何をどのように努力すればよいのかがわからないのである。

　ジャクソニズムの立場から，作話症を呈する患者に対して周囲の人々が採るべき態度として，①患者の作話を無碍に否定しないことと，②作話に翻弄されず，その背後（あるいは基底）にある本質的課題，つまり健忘の存在に速やかに気づくことがポイントであることを上で指摘した。このことを，A，B，Cの3人の子どもたちに当てはめると，A君の暴言や反抗的態度，B君の約束の不履行やウソ，C君の学校外での挨拶のできなさは，すべて表面に現れた二次的症状に過ぎず，先生や保護者など周囲の大人たちがこれらの症状に過剰にこだわり，徒に振り回されることは状況を悪化させるだけであること，そして，これらの症状の背後にある本質的課題，すなわちA君であれば書字障害，B君なら聴覚記憶の障害，C君では相貌失認の存在に周囲の大人たちが速やかに気づく必要があるということである。

　このように子どもたちの一見「困った」行動をジャクソニズム的に解釈することにより，先生や親など周囲の大人たちが適切な態度を採ることを可能にさせるのである。このような解釈を通して，周囲の大人たちがまず認識すべきことは，本当の意味で困っているのは，本人，つまり上述の3人の子どもたちのように，何らかの神経心理学的な障害を持っている子どもたち自身であるということである。この点に軸足を置くことにより，支援の第一歩を踏み出すことができるのである。

　このように，発達障害児の行動を先生や保護者など周囲の大人が解釈する場合，ジャクソニズム的パラダイムが発達障害児本人とその周囲の大人たちの双

方にとって有益であることを示したが，一つ問題を指摘したい。それは，学校の先生方や保護者にとっては，ここに紹介した神経心理学的な症状は何れも日ごろ耳慣れないものばかりであり，子どもの「本質的課題」に速やかに気づくことが大切であるといわれても，たとえば書字障害や聴覚記憶の障害，あるいは相貌失認といった神経心理学的な症状を知らなければ，「本質的課題」に気づこうにも気づきようがないということである。つまり，ジャクソニズムがその有効性を発揮するのは，学校の先生や保護者がこれらの神経心理学的症状をある程度知っている場合に限るということである。したがって，喫緊の課題としては，神経心理学的症状の認知度を，まず学校の先生方，次に保護者の中で向上させることだろう。

第7章
アセスメントの技法

　アセスメントでは WISC-Ⅲ や K-ABC などの標準的な検査が一般的に用いられている。しかし，これらの検査だけでは神経心理機能の広い領域を網羅的に調べることはできない。これらの検査で調べられない機能（障害）については他の適切な検査や面接，行動観察などを組み合わせて検討する必要がある。この章では私のアセスメントについての考え方とその方法について述べる。

アセスメントの実際

　アセスメント（査定）とは行動観察や検査などの方法を用いて対象児／者の状態の実態把握を行うことである。私がアセスメントを実施する場合に念頭に置いていることは，①何故（Why）そうなのか（たとえば，この子は何故作文が書けないのか，など）という点と，②どのように（How）できないのか（たとえば，この子は作文を書くという課題のどこで躓いているか，など）という点である。アセスメント，すなわち対象児の実態把握はこれら2点を明らかにしようとする営みにほかならない。

　私はアセスメントの過程を，①関係者や本人からの聞き取り調査（面接を含む），②行動観察に基づくアセスメント，さらに③発達神経心理学的アセスメントの3つの水準に分類している。これらのアセスメント過程を通して上記2点に関するある程度の情報を得ることができる。以下ではアセスメントに関するこれら3水準について述べる。

1) 関係者や本人からの聞き取り調査

　養育者や担任の先生，さらに本人からの聞き取りにより，周産期（生まれる前後の時期）の問題，アレルギー歴，乳幼児期の発達の様子，家族構成，親子

関係，友人関係，学業成績，日頃の行動特徴などの情報を収集する。発達障害の疑われる乳幼児期，児童期における特徴的な所見について以下に挙げる。

①乳幼児期

　ダウン症児のように出生直後からはっきりとわかる障害とは異なり，PDDなどの場合は一般に最初の1年の乳児期は普通に育ち，身体発達においても著しい遅れがないことが多い。このため従来は，1歳半健診や3歳児健診でことばが出ない遅いということばの発達の問題として異常が指摘されるのが一般的であった。しかし最近では，詳細に観察すると，たとえばPDD児では1歳半頃までにいくつかの特徴的な所見がみられることがわかってきた。これらの所見はPDDの早期徴候と呼ばれている。ただし，HFPDDでは以下の所見は必ずしも観察されないことも注意が必要である。

　さて，PDDの早期徴候は，具体的には，①人見知りがない，②後追いしない，③簡単な模倣をしない，④言語指示を理解しない，⑤視線が合わない，⑥指さし行動の未形成，⑦共同注意がない，⑧多動（または緩慢），⑨呼んでも振り向かない，⑩他児への無関心，⑪他児のように遊ばない，⑫一語文が出ない，⑬音への奇妙な反応などが含まれる。

　また，PDD児の中には1歳頃までは上述の徴候が全くみられず，正常に発達しているようにみえていたのに，1歳半頃から次第に視線が合わなくなり，ことばが発せられなくなる子どもたちもいる。このように，それまでは普通の発達をしていたと思われる子どもの発達が突然止まるかのような現象，いったん発話した子どもがあるときから話さなくなるとか，それまでは呼んだら振り向いていたのが，いつ頃からか振り向かなくなったといった現象は折れ線現象と呼ばれ，PDD児の発達の特徴的な現象と考えられている（川端，2002）。保護者からの聞き取り調査では，このような折れ線現象を含めとくに生後1年間の早期徴候の有無について確認していくことが大切である。繰り返すが，HFPDDの初期徴候はまだよくわかっていない。

②児童期

　小学校時代の発達障害児は，落ち着きのなさ，忘れ物，かんしゃく，無気力，

不登校，対人関係の不器用さ，不器用，読字・書字障害，算数障害など，さまざまな行動がすでに表面化している。こういった特徴は行動のチェックリストへの記入を養育者や先生に求めることにより，生活や学習面にわたり全体的に把握できる。また，漢字や算数テストでの誤答，作文の特徴（カタカナや漢字が書けない，鏡文字，拗音，促音などが書けない，意味不明の文，句読点の省略など），絵画，工作品などは，読字，書字，構成能力などを検討する資料として意味がある。

巡回相談で小学校の教室を訪問するとき，私は必ず教室の後ろの壁や棚の上に展示してある子どもたちの作文や工作品，絵画などを注意してみるように心がけている。これらの作品から書字障害や構成障害などの徴候をみてとることができるからである。また，そこに作品のない子どもも要注意だと考えている。学校に来ないのか，来ても作品を造ろうとしなかったのか，造ろうとしたが時間内に仕上げることができなかったのか，何れにせよ，そういう子どもは何らかの課題を抱えていることが少なくないからである。

直接子どもに面接（臨床面接）する場合，子どもが小学生以上であれば，私は次のような質問をするようにしている。

①本人の氏名，②通っている学校の名前と所在，③担任の先生の氏名，④担任の先生の印象（どんな先生か），⑤好きな教科と嫌いな教科とその理由，⑥同級生5人程度の氏名，⑦友達の氏名，⑧親友との遊びの内容，⑨友達の印象（どんな友達か），⑩学校での休み時間の過ごし方，⑪学校の給食の印象（おいしいかどうか，母親がつくってくれる食事と比べてどう思うか），⑫今朝の起床時間と朝食の内容，⑬昨夜の就寝時間と夕食の内容，⑭家族メンバーの氏名と関係の説明，⑮家族メンバーの性格（母親はどんな人かなど）。

これらの中で①②は一般知能や見当識，③⑥⑦⑧⑩⑭は社会性，すなわち普段の対人関係の様子，④⑨⑮は心の理論，⑤は学習，⑪は偏食や良識，そして⑫⑬はエピソード記憶の能力を調べる質問である。子どものHFPDDやLDの存否については，上記の15の質問に対する子どもの反応を観察することで見当をつけることができるのではないかと考えている。たとえば，自閉性のある子どもはたとえ高機能であっても，上記の④⑨⑮のように人物の印象を「どんな人か」と曖昧に尋ねられて，その性格特徴に積極的に言及することはあまり

ない。

　実際の面接場面ではこれら以外の質問もするし，上記の質問に対する返答から，さらに新たな質問をするというように展開することももちろんある。またここで詳細は述べないが，表情，姿勢，動作など言語以外の反応を観察することも重要である。

　小児期（5〜15歳）でのアスペルガー障害の診断には ASSQ-R がよく用いられる。これは保護者と教師を対象とした質問紙である。カットオフ値も示され，有効なスクリーニングと考えられる。ただし，私たちの研究（萱村・井関，2008）では，児童養護施設に所属している子どもたちの ASSQ-R の得点は高く出る傾向にあることがわかっている。対象となった子どもたちの多くは保護者からの虐待などによる愛着性の問題を抱えており，このような愛着性の問題（反応性愛着性障害）があると ASSQ-R が高得点になる可能性があることが指摘されているのである。ASSQ-R を使用する場合は，聞き取りなどによりアタッチメントの問題の有無（あるいはその程度）を確認しておくことが大切だろう。これ以外に，PDD の検査法として小児自閉症評定尺度（CARS）や自閉症・発達障害児教育診断検査（PEP）などがよく知られている。

2）課題行動の観察とエピソードの記述

　何故（Why）やどのように（How）を明らかするためには，その前に，いつ（When），どこで（Where），だれに（Whom）という点に注意を向けて子どもの行動を観察する必要がある。これを達成するには，聞き取りだけではなく，複数の場面で実際に子どもの行動を観察しなければならない。ある子どもが授業中に教室から出ていってしまう場合，それが起きやすいのは何時間目か，授業科目は何か，席が教室のどの位置にあるときか，隣近所に誰が座っているときかなどを観察し，エピソードを具体的に記録することである。観察するのは当該の子どもの行動だけではない。その子どもと他の子ども（あるいは先生自身）とのやりとりを中心に観察して，その内容を記憶し，後（数十分〜数時間後）にそれを想起しながらエピソードを簡潔に記述するのである。

　ある行動が起きたとき，その直前の状況がどのようなものであり，その行動の結果，子どもがどのような利益を得たのかを観察することも大切である。

これは，Why と How について一部説明するためのアセスメントといえるだろう。たとえば，作文や算数の課題をやらなくてはならないとき，先生に対して暴言を吐く，近隣の子どもにいたずらをして教室を混乱させるなどして，作文や算数の課題から逃れるわけである（本人にとっての利益）。

第6章で説明したように，このような行動の背後には実は何らかの能力上の問題が隠れている場合が少なくない。たとえば作文や算数の課題をやろうとしない子どもが書字障害や計算障害を抱えており，「やらない」のではなく「やれない」ことが少なくないのである。

このような子どもたちがみせる拒否的，反抗的な態度は，自分の能力の障害を他者に知られたくないという思いから生じた一種の防衛機制と考えられる。表面に現れた目に付きやすい行動だけでなく，その背後の能力障害に気づくことが重要といえるだろう。このことはジャクソニズムの視点からも首肯できることである。つまり派手で周囲から目に付きやすい行動の背後には何か欠落しているもの（障害）があると考えるのである。

3) 標準化された神経心理学的検査

知能テスト（WISC-Ⅲ（最近ではWISC-Ⅳ），K式など），K-ABC，ITPA，学習能力検査，フロスティッグ視知覚検査，ベンダー・ゲシュタルト・テストなど標準化された検査を行うことによって，子どもの神経心理学的な状態像をある程度明らかにできる。個々の検査の方法や意義の詳細については成書に譲ることとし，ここではごく簡単にふれるに留める。

児童期における一般的な知能検査としてはWISC-Ⅲがよく用いられる。発達障害の診断目的でこれらの知能検査を実施する場合，全体得点よりも下位検査得点を比較することの方により大きな意義がある。LD や HFPDD 児などの発達障害児ではこれらの知能検査で測定される言語性知能指数と動作性知能指数間や群指数間，あるいは各検査項目間に解離（discrepancy）がみられることが多いからである。

さらに，視覚運動障害を検出するために，ベンダー・ゲシュタルト・テスト（BGT）やフロスティッグ視知覚発達検査が用いられる。BGTは9つの図形を一枚ずつ順に提示し，その図形を模写させる検査である。模写の結果を表の

一定基準に照らして採点する。フロスティッグ検査は視覚認知とその関連機能を，a) 眼と手の協応，b) 図と地，c) 形態の恒常性，d) 空間における位置，e) 空間関係，の5種類に分類し，認知指数を算出する。プロフィールに分けて子どもの問題点を描出することもできる。

また，言語系の能力障害を検出するための検査としては，ITPA 言語学習能力診断 (Illinois Test of Psycholinguistic Abilities) が用いられる。ITPA では，言語能力は10の能力から構成されるとして，それぞれの能力を測定する10の下位検査が設定されている。ITPA は，それぞれの子どもの言語能力障害の所在を診断し，治療教育に結びつける目的で開発された。

4) Rey の図検査

以上の一般的な検査の他に，私が実行機能の障害や中枢的統合の弱さなどを検出する目的で用いているのが Rey-Osterrieth 複雑図形検査（以下，Rey の図検査：図2）である。Rey の図検査は図2に示す複雑な図形を呈示して，それを模写させ，次に再生させるという課題である。Rey の図検査は施行が簡便であり，教示内容の理解が被検者にとって容易である。

Rey の図検査の模写課題では図を視覚的に提示して，白紙の用紙に鉛筆で模写させる。模写を終えたらその旨を自己申告させる。私の場合は，模写課題に続いて3分間の利き手テストを行い，その直後に別の用紙を与え，先に模写し

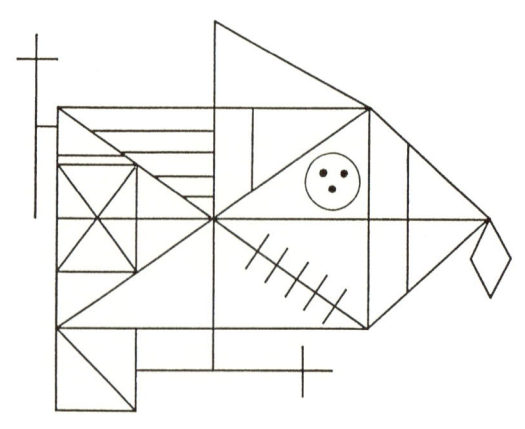

図2　Rey-Osterrieth 複雑図形

た図を想起して描かせている。終了は自己申告させる。模写および再生の所要時間（秒）を測定するとともに，私の場合は，模写および再生時における鉛筆運び動作を VTR に収録する。この VTR に収録する方法は私のオリジナルの方法である。

次に評価方法であるが，私は，模写された図の正確さ（accuracy）と構成方略（organization）に着目した以下の3種類の評価方法を採用している。模写の正確さの評価は，一般的にはオステライト（Osterrieth, 1944）による評価法（Osterrieth 法）が用いられる。この評価法では Rey の図の構成要素である 18 個の基礎的構造（unit）について，その形態と位置の正確さ（accuracy）を評定する（表3）。合計スコアは最高 36 点になる。スコアが高いほどより正確で

表3　Rey-Osterrieth 複雑図形の 18 の Unit とその採点基準（Osterrieth, 1944）

Unit	図中の構造
1	大きな長方形の外部にある左上隅の十字架
2	大きな長方形
3	大きな長方形の内部の対角線
4	大きな長方形の内部の水平線
5	大きな長方形の内部の垂直線
6	大きな長方形内の左隅にある小さな長方形
7	小さな長方形の上の短い線分
8	大きな長方形内の左上部にある 4 本の平行線
9	大きな長方形の右上部に付いている三角形
10	[9] の下部にあり大きな長方形の中の短い垂直線
11	大きな長方形の内部にある 3 つの点を含んだ円
12	大きな長方形内の右下にあり対角線を横断している 5 本の平行線
13	大きな長方形の右側に付いている三角形の 2 辺
14	[13] に付いている菱形
15	[13] の三角形の内部にある垂直線
16	[13] の三角形の内部にある水平線
17	大きな長方形の下部にあり [5] に付いている十字架
18	大きな長方形の左下に付いている正方形

採点基準	得点
形態，位置ともに正しく描いている	2 点
形態は正しいが，位置が正確ではない	1 点
形態は歪んでいるか，または不完全であるが位置は正しい	1 点
形態は歪んでおり，位置も不正確である	0.5 点
形態の認識が不能，あるいは図が欠けている	0 点

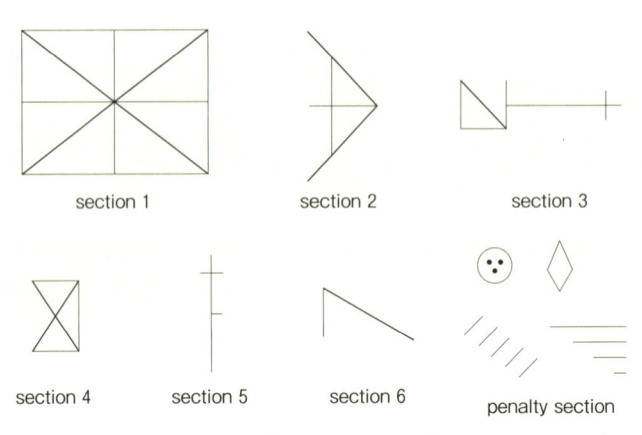

図3 OSS の 6 つの section と penalty section (Chervinsky et al., 1992)

あることを示している。一方，構成法略の評価にはさまざまな方法があり，それぞれに特徴があるが，私がよく用いるのはチャービンスキー（Chervinsky et al., 1992）による評価法（Organization Scoring System：OSS）である。これは，Rey の図を認知的に section 1 から section 6 までの 6 つの section に分割し（図3），各 section をどの程度ひとまとめに描いたかという観点から構成方略を評価する方法である（萱村ら，1997）。OSS の原法では描写の時間経過に沿って被検者に色の異なる色鉛筆を順に渡していき，できあがった図の色の違いを分析して採点する方法が採用されていたが，私たちは収録された VTR の再生画像に基づいて分析を行っている（萱村ら，1997）。分析の具体的な手順としては，たとえば section 1 では，大きな長方形とその内部の対角線，水平線および垂直線をひとまとめにして描いた場合には 15 点を与える。しかし長方形だけを描いて他の section に移った場合は 5 点のみを与える。つまり，section 内の下部構造をどれだけ多くまとめて描出するかで得点が決まるわけである。さらに penalty section（図3の右下）があり，4つの部分について，ひとまとめに描かなかった場合に，各々 10 点あるいは 7 点を減点する。各 section 別に採点し，全 section の合計得点は最高 49 点となる（萱村ら，1997）。健常な小学生のデータは私たちの論文（萱村・萱村，2005; 2007）に掲載されているので参考にしてもらいたい。

第8章
ソフトサイン検査の実際

ソフトサイン検査の意義

　ソフトサインは発達障害児にだけみられる所見ではなく，健常児でも，中枢神経系が未熟な年齢ではソフトサインと同様の軽微な反応がみられる。しかし通常は，年齢の上昇（すなわち児の神経系の成熟）とともに，そのような反応は陰性になっていく。たとえば，diadochokinesis（上肢の変換運動）では，回数，連合運動ともに9～10歳頃に著しく成熟する。また，手指の触認知能力は全体的には4～7歳で大幅に向上する。また，自己身体の左右弁別は8～9歳でほぼ100%の子どもが通過する。このように検査の種類により反応が陰性化する年齢は時期的にズレており，個人差も小さくはないが，大局的にみて，健常児にみられる反応は，脳の成熟に伴って10歳頃までに陰性化する場合が多いのである。

　このようにソフトサインの判定は年齢依存的であり，子どもの生活年齢によってその反応が陽性か陰性かが決まる。一例を挙げると，上述のように，自己の左右弁別は8～9歳でほぼ全員ができるが，これが，知能正常でありながら8歳を超えてできなければソフトサイン陽性と判定されるのである。

　私は神経心理検査バッテリーの中にこのソフトサイン検査を含める必要があると考えている。そのように考える理由としては，ソフトサインは発達障害児では普遍的にみられる症状（杉山, 1993）であるからということのみならず，ソフトサインの検査には既存の検査では拾いきれない発達障害児の支援のために重要な知見が含まれていると考えられることを挙げたい。周知のように，WISC-ⅢやK-ABCなどの標準的な検査に含まれる下位項目はすべて，視聴覚系モダリティに依存したものであり，それら以外の感覚系の機能などは検討の対象外に置かれている。ソフトサイン検査の中には，たとえば手指認知検査な

どの触覚系の機能を調べる検査があり，その知見は WISC-Ⅲ や K-ABC では明らかにされない空白を補完できると考えられるのである。

マッティス（Mattis, 1992）は神経心理学的検査を，スクリーニング検査，中核検査（core test）などに分類し，スクリーニング検査でまず子どもの問題点の見当を付けて，次に中核検査の中からその問題点に焦点化した検査を選択的に実施することを提唱している。この検査では，スクリーニング検査項目と中核検査項目の双方において運動機能の検査としてソフトサイン検査が採用されている。つまりソフトサイン検査は，運動機能異常のスクリーニングとしても，その問題点のさらなる究明においても意義があると考えられているのである。

神経心理学的検査は単に複数の領域にわたり数多くの検査を実施すればそれで良しというわけではない。ある認知能力について，低次からより高次の機能まで水準ごとに検査する必要もあると思われる。つまり「横」だけではなく「縦」の階層に沿って検査を進めていく必要があるということである。

大石と佐々木（1986）は地誌的見当式障害と算数障害を呈した 16 歳のてんかん児において，知覚的手がかりを用いる空間定位の障害という低次水準の機能障害が存在することを認め，この低次の発達が空間や数概念の発達につながったことを報告している。この報告は，「縦」にみていく神経心理学的アセスメントの意義を示す一例と考えられる。この「縦」の検査の必要性や意義に照らして考えると，神経心理検査の中で，おそらく最も低次の水準（基礎的機能）に位置づけられるソフトサイン検査が神経心理検査バッテリーの中に含められることは妥当と思われる。

ソフトサインと神経心理機能との連関

成人を対象とした神経心理学では，一般に，後天的な脳障害患者を対象に，CT や MRI などの画像診断装置を用いて障害部位と症状との関連を調べる研究（これを脳‐行動連関研究と称する）が行われる。しかし，成人に比べ後天的脳障害症例の少ない子どもの場合，このような脳‐行動連関研究が行われることはあまりみられない。最近，fMRI や光トポグラフィーなどを用いたアク

チベーション研究の普及により，成人だけでなく，子ども（健常児や発達障害児など）の脳機能の特徴も検討されるようになってはきたが，この種の研究はまだその第一歩を踏み始めたばかりであり（杉下，2002），その知見が実際の発達臨床に活用されるにはまだ時間がかかると思われる。

したがって現状では，子どもを対象とした神経心理学では，脳－行動連関研究の推進に期待しつつも，むしろ神経心理学的症状を詳細に評価し，神経心理学的徴候同士の関連性を明確にする研究（これを行動－行動連関研究と称する）（白瀧，1987）を進めることにより，障害を構造的に捉え，有効な支援につなげることが現実的な課題といえる。

ところで，子どものソフトサインに関する行動－行動連関を検討した先行研究はいくつかみられる。たとえば，両側性の協調運動の質的側面が読字障害と関連していることを示す報告（Klicpera et al., 1981），鏡像運動（連合運動の一つ）が読字，言語能力の予測変数として優れていることを実証した研究（Wolff et al., 1983），finger sequencing が書字能力の予測変数として有効であることを指摘した研究（Berninger & Rutberg, 1992），7歳での書画感覚障害，diadochokinesis の障害，運動の緩慢さの3種類のソフトサインが，17歳での学業成績や IQ と関連することを縦断的に証明した研究（Schonfeld et al., 1989），さらに，Fogs' test（歩行検査の一種）の成績と問題行動や学業成績との関係を明らかにした研究（Szatmari & Taylor, 1984）などがみられる。

これら先行研究の知見が示唆しているのは，ソフトサイン検査で測定される身体図式や空間能力に関わる機能が，読字，書字，社会的行動などのさまざまな道具的な能力を獲得するための土台になっていることである。これは見方を変えれば，身体図式や空間能力の未熟さは，より高次の神経心理機能の発達を阻害する可能性を示しているともいえる。

しかし，ソフトサインと高次神経機能との連関構造は決して単純ではなく，ソフトサインや高次神経機能の種類によってはこのように連関がみられないこともあるし，また，連関における個人差も無視できない。このことから，今後，ソフトサインと高次神経機能の連関を検討していくためには次の2つの方法を併用していく必要がある。一つは，特定の年齢集団を対象として，相関分析などによって，さまざまなソフトサインと高次神経機能の連関を調べる方法であ

る。そして，もう一つは，障害児におけるソフトサインと高次神経機能の連関の様相について，症例を積み重ねて明らかにしていく方法である。

ソフトサイン検査の実施方法と判定

利き手，各種の協調運動検査，手指失認検査，および左右弁別検査を取り上げ，それらの方法，観察点，ソフトサイン陽性の判定基準などについて以下に述べる（利き手については意義についてのみ言及する）。なお，私の場合は以下の検査結果を評価する際に VTR を用いて定量化しているが，臨床場面では肉眼による観察でも充分なものも多い。

1）利き手

左利きの人は右手で書字や箸操作の練習をすると，比較的短い時間でかなり上達する。しかし，右利きの人が左手で練習してもなかなか上達しない。つまり，左利きの人の右手の方が，右利きの人の左手に比べて明らかに書字や箸操作の学習能力が高いといえる。このことは，健常の左利きの人は元来，両利きであることを示している。

一般の小学生でも左利きと両利き頻度は併せて 10〜15％と低率である。この事実から，児童が左利きや両利きであることは重要な観察点であると思われる。ただし，右利きに比べ左利きや両利きは異質性が高いことに注意が必要である。たとえば，スポーツ選手（萱村ら，1996）と不器用児ではともに両利きが多くみられるが，これらの両利きを同質のものとみなすことはできない。すなわち，スポーツ選手でみられる両利きは，両手を同水準で使用できる文字通りの両利きであり，一方，不器用児では一つの動作を行うのにどちらの手を使用するか決まっていない未熟さの現れとしての両利きが多いと考えられるのである。両利きには少なくともこのような 2 つのタイプが含まれており，この場合，発達臨床上問題になるのは後者の方である。

左利きや両利きが少数派である事実と以下に述べる「病理的左利き仮説」(pathological left handedness)（Satz, 1972）とを考え併せると，左利きや両利きの臨床的な重要さが浮かび上がってくる。病理的左利き仮説というのは，

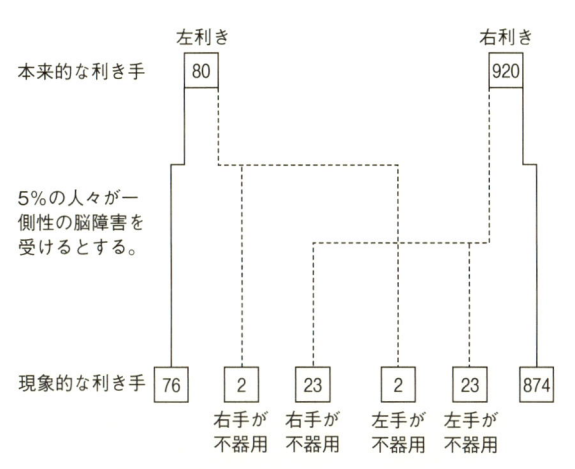

図4 病理的左利きのモデル (Bishop, 1983)

胎児期あるいは周産期に経験した低酸素症が左脳の発育を阻害し，そのため右手が使いにくくなって左利きになるという仮説である．図4はビショップ (Bishop, 1983) による病理的左利きのモデルである．1000人中920人が本来的な右利き (natural right handedness)，80人が本来的左利き (natural left handedness) とする．上述した周産期脳障害が5％の発生率とする．その際，右脳，左脳のどちらに損傷を受けるかは50％の確率である．すると図のように，本来右利きの人の920人中，23名が左脳，23名が右脳に損傷を受けることになる．本来右利きで右脳に損傷のある人は右利きのままであるが，左脳に損傷を受けた人は右手が使いにくいので現象的には左利き (manifest left handedness) になるというわけである．本来的に左利きの人もこれと同様の過程を辿るので，図に示すように，現象的左利きは101人になり，その中25人 (24.8％) に周産期脳障害があることになる．

この仮説はいくつかの重要な問題を提起している．中でも最も重要な点は，右利きよりも左利きの人の中に脳損傷を負った人が含まれる割合が高いこと，そして，右利きでも左利きでも，脳障害を受けた人は非利き手が使いにくい (poor) ことだろう．したがって，発達臨床的に，つまりソフトサインとしての意義があるのは，左利きであることと，利き手と非利き手の機能の間に大きな左右差がみられる場合と考えられる．

実際，不器用児はこのような運動機能の左右差が顕著であると指摘されている（たとえば，Armitage & Larkin, 1993）。また，読字障害も左利きや両利きだけではなく，強く側性化された（すなわち，左手の水準が低い）右利き児にも多いといわれている（Annett & Turner, 1974）。さらに利き手だけでなく利き足の左右差の意義を指摘する研究もあり，運動発達遅滞児では片足跳び課題において非利き足の成績がとくに劣ることが明らかにされている（Denckla, 1974）。

　次に交叉優位性（Crossed Laterality：CL）について述べる。CLとは利き手が右であっても利き眼が左であるなど，ラテラリティの方向が器官の間で異なる現象を指している。このCLと脳障害との関連を想定した仮説は旧くからあり，たとえばオートン（Orton, 1925）は，利き手と利き眼の優位側が異なるCLは大脳の側性化の遅れを示す徴候と考え，読字障害の発生に関係すると考えた。

　ところが最近ではCLの意義を否定する研究が相次いでいる。たとえばシュルツベッカー（Sulzbacher et al., 1994）は，2～8歳児を対象に，CLと知能，学業成績との関係を縦断的に検討した結果，幼児期のCLは，児童期における知能や学業成績の予測変数として有効ではなく，CLと知能や学業成績には関係がないことを明らかにしている。またビショップ（Bishop, 1983）は，利き手と利き眼のCLと読字障害との関係を検討した計16の研究結果を概観し，健常児群に比べ読字障害児群の方にCLの頻度が高いと結論しているのは16件中僅かに2件のみであったと指摘している。

　このようにCLの臨床的意義が確認できない最大の理由としては，健常児においてもCLがみられることが珍しくないことが挙げられる。私たち（萱村・坂本, 1990）は，右手利きであって，眼，耳，足は右利きではないCLは健常な小学生では過半数に認められ，児童期ではCLは一般的な現象であることを明らかにした。これだけ多くの健常児がCLを示す以上，CLが単独で認められたとしても，それは発達臨床的に有効な徴候とはとうていいえない。CLには，たとえば失認や失行にあるような中枢神経の異常を示唆する診断的意義はないとみるべきである。

　しかしながら，不器用児では，手，足，眼，耳にわたるCLの頻度が高い

(Walton et al., 1962; Benson & Geschwind, 1968; Armitage & Larkin, 1993) とする研究がみられる。また，学習や社会性の面で困難さを示す児においてCLの頻度が高いことも報告されている（Stine et al., 1975）。このように，CLの中には脳障害と関連すると思われる例がみられることもまた事実である。このような病的（pathological）なCLと健常児に認められる正常な現象としてのCLとは，児が他に何らかの脳障害の徴候（不器用，行動異常など）を示すか否かによって区別しなければならないだろう。この点に関して鈴木（1979）は，CLの徴候だけでは脳障害を推定することはできないが，他の検査にも異常がある場合に一応の手がかりになると述べている。鈴木が指摘するように，CLは他の種類の検査が異常を示唆するときのみ，臨床的に意味がある所見と考えるべきだろう。

オートン（Orton, 1925）以来，CLは大脳の機能的な発達（一側化）と密接な関係があると考えられてきた。もしこの考えが事実とすれば，発達につれてCLの頻度は減少することが予測できるだろう。しかし小学生を対象とした私たちの研究（萱村・坂本，1990）ではこのような傾向は確認できなかった。CLと脳の成熟（大脳の機能的一側化を含む）の間には直線的な関係はないとみるのが妥当と考えられる。

右手利きと他のラテラリティとの関係では，利き手と利き足の右利き一致率が，利き手と利き耳や，利き手と利き眼との右利き一致率よりも高い傾向がみられる（Strauss, 1986; Chapman et al., 1987; 萱村・坂本，1990）。これはすなわち，利き手と利き足の関係は，利き手と利き眼，あるいは利き手と利き耳の関係よりも密接であることを示唆している。利き手と利き足の関係がとくに強いのは，両者がともに同じ運動系のラテラリティに属しているからではないかと考えられる。つまり，利き手と利き足は大脳の組織化において共通の神経学的基盤を持っている可能性があると考えられるのである（Gentry & Gabbard, 1994）。

このように健常者では通常，利き手と利き足は一致するので，利き手と利き足の間のCLには臨床的に何らかの意義があるかもしれない。実際，ガベィ（Gubbay, 1975）は，不器用児では手と足のCLにとくに注意を払うべきであると指摘している。私は，今後のCLの研究は，とくに不器用，すなわち協調

運動障害と手-足間の CL の関連性を中心に検討を進めるべきだろうと考えている。

2）協調運動検査
①眼球運動の検査
　顔面部の協調運動検査として最も頻繁に実施されているのが眼球運動検査である。ここでは眼球の協調運動能力の検査を紹介する。

　検査法

　①眼球の側方偏倚，②眼球の左右水平方向への連続交互運動，③開口（口を開けた状態）での眼球の側方偏倚，④開口での眼球の左右水平方向への連続交互運動の 4 種類が含まれる。①は顔を正面に向けた状態で眼だけを右側，あるいは左側に著しく偏倚させ，その状態を約 10 秒持続させる。②は眼を右，左方向に交互にできるだけ速く連続的に移動させる。③と④は口を開けた状態で，それぞれ①，②の課題を行わせる。検査者が以上の課題を実演して見せ，それを児に模倣させる。

　観察点

　上記の運動を正確に遂行できるかどうかをみる。左右差，つまり右側偏倚と左側偏倚の動きに違いがあるかどうかにも留意する。さらに眼球運動に伴って（誘発されて）出現する連合運動も観察する。

　ソフトサインの判定

　①6 歳以後の年齢で眼球の水平方向の運動が円滑でない場合

　②左右差が認められる場合

　③眼球運動に伴う下顎や眉の連合運動が児童期に認められる場合

　④ただし，児童期の頭部回旋についてはソフトサインとしての意義はない。

　また，本検査には動作維持困難の検査（motor impersistence test）としての意義もある。動作維持困難とは一定の運動を持続できない障害である。脳損傷児に特異的に観察され，成人では右半球に責任病巣があると考えられている（Garfield, 1964; 鈴木, 1979）。なお, 顔面部の協調運動検査（および観察点）には，頬を膨らませる，唇をとがらせたりひきつらせる交互運動，舌の左右への

動きに伴う下顎の連合運動などもある。

②開口手指伸展現象
検査方法
立位で児に腕をまっすぐ前方へ伸ばさせ，検者の腕の上に脱力して置かせる。そして開口，閉眼，舌出しをさせる。
観察点
この運動に誘発されて弛緩していた指が伸展，開扇する。このような両手首の伸展，手指の開扇を中心とした連合運動が観察点である。左右差も観察する。
ソフトサインの判定
①8歳以後に「手首の伸展を伴った連合運動」が観察される場合
②連合運動に顕著な左右差が見られる場合

なお，閉眼，舌挺出の持続はガーフィールド（Garfield, 1964）のいう動作維持困難の検査としての意義があり，本検査ではこの点も併せて評価することが可能である。

③手指挙上検査
検査法
手指を軽く開扇して掌を下にして机上に置かせる。この状態で中指だけを挙上させる。
観察点
観察点は，中指の挙上に伴って同じ手の他指も同時に上がる同側性の連合運動と，対側の手指が上がる対側性の連合運動である。左右差もみる。
ソフトサインの判定
①9歳以後に明瞭な他指の同時挙上が観察される場合
②左右差が認められる場合

ただし，他の指の同時挙上といっても手指の僅かな動きは含まない。そのような微細な動きは健常な成人でもしばしば発生する。本検査における対側性連

合運動も年齢とともに消長することが指摘されている（Connolly & Stratton, 1968）。また, 中指の挙上よりも環指の挙上の方が, 課題遂行が困難であり, それだけ対側性連合運動も強く誘発されることが報告されている（Connolly & Stratton, 1968）。

④手指連続対立検査
　検査方法
　　立位で片手の拇指と他の指とを順に対立させる。示指から始め, 隣り合った指へとできるだけ速く進ませる。20回の対立を行わせる。検査者が課題を実演して見せて, それを模倣させる。

　観察点
　　観察点は, ①運動の速度（20回対立を繰り返す所要時間）, ②円滑さとリズム, さらに③対側の手にみられる連合運動（随意運動と類似の指の動き）である。②の円滑さとリズムでは, 具体的には,「指をとばす」「同じ指を続けてpointingする」「一時的に止まる」「リズムが悪い」の各動作の有無を観察する。左右差にも留意する。これらの反応は瞬時のため, 私はVTRに収録して分析している。

　ソフトサインの判定
　①本検査が6歳で遂行できない場合
　②12歳以後に運動の速度が遅く緩慢な場合
　③「指をとばす」「同じ指を続けてpointingする」「一時的に止まる」「リズ
　　ムが悪い」などの所見がみられたり, もしくは, 対側の手に連合運動がみ
　　られる場合
　④極端な左右差が認められる場合

⑤上肢の変換運動（diadochokinesis）
　検査方法
　　立位で一側の上肢を肘で90°屈曲させ, 前腕を前方へ突出させる。対側の上肢は弛緩して垂れさせる。この状態で前腕の回内（pronation）, 回外（supination）運動をできるだけ速く20回繰り返させる。運動開始時に対側の

上肢は脱力して体側に付けさせておく。検査者が課題を実演し、それを模倣させる。

　観察点

　回内回外運動の速度（所要時間の測定）、円滑さとリズム、同側性連合運動（腋の下が開く上腕の内転外転運動）、および対側の上肢にみられる対側性連合運動（肘部の屈曲と鏡像運動）である。本検査で誘発される連合運動では、これらの他に、下顎が左右に律動的に動く運動が観察されることもある。

　円滑さとリズムについては「回内回外運動が正確でない」「途中で止まる」「リズムが悪い」の各動作の有無を観察する。また、同側性連合運動に関しては、「腋下が開く」「前腕の中心軸がずれる」の各動作の有無を観察する。一方、対側性連合運動については、「対側上肢の肘部の屈曲がみられる」「対側上肢に回内回外様の連合運動（鏡像運動）がみられる」の各動作の有無を観察する。左右差にも留意する。私はVTRを用いて分析しているが、反応に慣れてくると肉眼的にもチェックできるようになる。

　ソフトサインの判定

①8歳以後の年齢で、回内回外運動が不正確、途中で止まる、リズムが悪いなどの所見がみられる場合

②8歳以後の年齢において同側性連合運動（上腕の内転外転運動）、すなわち、腋下が5cm以上開いたり、前腕の中心軸がずれるなどの所見が認められる場合

③10歳以後の年齢で対側性連合運動の中の肘部の屈曲が残存している場合

④下顎の連合運動がみられる場合

⑤変換運動に著しい左右差がみられる場合

　ただし、変換運動は元来、利き側の影響を受けることに留意する必要がある。すなわち健常児の場合、右利きでは左腕より右腕の運動の方が若干優れているのに対し、両利きでは4～5歳では右腕優位であるが、9～11歳になると左右差はほとんどみられなくなる。また左利きでは4～5歳では左右差はみられないが、9～11歳では左腕が優位な傾向がみられるようになるのである。

　また、以上述べた判定基準は、回内回外運動を最高速度で実行させた場合で

ある点に注意が必要である．メトロノームの速さに合わせて緩やかな速度で回内回外運動を行わせると，対側性連合運動の消失時期は最高速度の場合よりも早期の8歳頃とされている（Touwen, 1979; Wolff et al., 1983; Njiokiktjien et al., 1986）．最高速度で実行させると，緩やかな速度で実施させたときと比べ余計に負荷がかかるため，変換運動が不正確になったり，連合運動が強く誘発されてその消長時期も遅れることになる（Grant et al., 1973）．

⑥ 踵－爪先タッピング

検査法

椅子に座った状態で片足の踵と爪先の交互タッピングを繰り返させる．予め床にビニールテープなどでラインを引いておき，児の爪先をそのラインに揃えさせてから開始させる．タッピングはできるだけ速く20回繰り返させる．検査者が実演して見せ，それを模倣させる．

観察点

タッピングの速度（所要時間）と円滑さが主な観察点である．円滑さの内容は，具体的には，「同じ部分（踵あるいは爪先）をタッピングする」，「途中で止まる」，「リズムが悪い」「タッピングの位置がずれる」ことである．さらに，対側下肢の連合運動，および両上肢にみられる連合運動の出現の有無やその強さも観察対象である．左右差の有無も観察する．

ソフトサインの判定

① 顕著な左右差がみられる場合
② 11歳以後の年齢で運動速度の緩慢さや，上記の観察点に挙げた円滑さに関する所見が認められる場合

⑦ 片足立ち

検査法

開眼で，20秒以上片足で立たせる．どちらの足から開始させても構わない．

観察点

観察点は，何秒間立てるかと言う持続時間，安定度，balancing movement（バランスをとるための体幹や上肢の揺れ）の出現の有無やその程度，さらに左

右差である。

ソフトサインの判定
① 8歳以後の年齢で20秒間の片足立ちができない（両足とも，あるいは片足だけ）場合
② 9歳以後の年齢で balancing movement がみられる場合
③ 児童期に左右差所見が認められる場合

ただし，幼児期では健常児でも左右差は認められ，右利き幼児では左足立ちの方が持続時間の長い傾向にあることが報告されている（Denckla, 1974; 萱村, 1997）。また，左利き幼児は右足立ちの方が優れているとの指摘もある（Rudel et al., 1984）。このように，幼児期の片足立ちには健常児でも左右差が存在し，その左右差の方向は利き側の影響を受ける。幼児期の片足立ちの左右差所見はこの点を勘案して判定する必要がある。

⑧片足跳び
検査法
一定の位置で，片足で20回跳躍させる。私の場合は直径30cmの円を4等分画し，その中で跳躍させて着地点の安定度を判定している。どちらの足から始めるかはとくに指示しない。
観察点
観察点は，跳躍ができるかどうか（回数），リズム，着地点の安定度，左右差である。
ソフトサインの判定
① 5歳以後の年齢で両足，あるいは左右何れかの足において20回の連続片足跳びができない場合
② 着地点の安定度に顕著な左右差がみられる場合

不器用さを主徴とするDCD児では，片足立ちや片足跳び検査において，非利き足（通常，左足）の成績がとくに劣るとされている（Denckla, 1974; Larkin et al., 1988）。また，片足跳びにおける左足の成績は，健常児とDCD児の弁別

に有効な変数であるとされている（Johnston et al., 1987）。このため，片足立ち，片足跳び検査における左右差は重要な所見であり，とくに非利き足の成績に臨床的意義があると考えられる。

⑨歩行に関する検査

　検査法

　歩行検査には種々あるが，ここではFogs' test（Fog & Fog, 1963）を紹介する。本検査は足裏の外側だけを接地して歩かせる内反歩行である。この姿勢で約3mの距離を往復させる。検査者がこの姿勢を取って見せる。

　観察点

　足裏の外側だけを接地して立つことができるか，そしてその姿位のままで歩行ができるかという点を観察する。歩行中は両上肢の連合運動（上肢の前方回旋（forward sign），手首の屈伸や肘部の屈曲）の有無や強さ，あるいはそれらの左右差を観察する。

　ソフトサインの判定

　①4歳以後の年齢で本検査が遂行できない場合

　②12歳以後の年齢で肘部屈曲が残存する場合

　③右利きでは連合運動に著しい左右差が認められる場合

　Fogs' testにおける性差の有無については判然としない。しかし，内反歩行だけでなく，外反歩行（足裏の内側だけを接地して歩く）や爪先立ち歩行などを組み合わせたModified Fogs' test（MFT：Szatmari & Taylor, 1984）を用いた検査では，幼児期，児童期ともに女子の方が男子よりも得点（MFT得点）が低いこと（つまり発達が進んでいること）が明らかにされている（Kayamura et al., 1988; Taylor et al., 1988; 萱村ら, 1999）。

3）手指失認検査

　触知覚検査には立体認知，書画感覚，二点同時刺激，そして手指失認検査がある。ここでは手指失認検査について述べる。

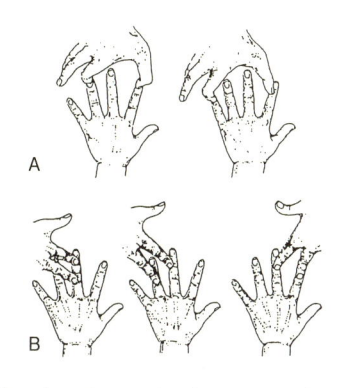

A：in between test
B：two point test

注）Aの検査の正解は左の図では1本，右の図では2本である。またBの検査の正解は，左の図では1本，中央の図では2本，右側の図では2本である。

図5　手指失認検査（Kinsbourne & Warrington, 1962；萱村, 1997）

検査法

代表的な手指失認検査としては，図5に示すように，① two point test と，② in between test がある（Kinsbourne & Warrington, 1963）。これらの検査は言語能力の介在を最小に抑える目的で開発された。さらに，③ finger naming test，④ finger identification test（Benton, 1983）がある。

①では，検査者が児の1本ないし2本の指の2点を触れ，何本の指を触られているかを返答させる。②では，検査者が児の2本の指を同時に触れて，間に指が何本あるかを答えさせる。③では，検査者が児の指を1本ないし2本触り，触れられた指の名を児に呼称させる。④では，児の正面に手指が描かれた手指図を置いておき，検査者はボール紙の衝立で児の視界を遮りながら児1本ないし2本の手指に触れる。児は触られている手指を対側の手指で図示することが求められる。

片手を開扇して掌を下にして机上に置かせる。何れの検査も閉眼で行うが，その前に開眼で指の名が呼称できるかどうかを確認しておく。課題を説明し，児が課題を理解したことを確認した上で検査に移る。各検査ともに試行回数は両手12試行（片手につき6試行）とし，児が返答するまで刺激を加え続け，20秒経過しても返答がない場合はエラーとする。

観察点

エラーの回数や内容を分析する。また，返答までの時間や指を動かさないかどうかも重要な観察点である。左右差にも留意する。

ソフトサインの判定

閉眼で12試行中エラー回数が2回以下である児を通過とした場合，通過率が85％を超えるのは，two point test では小学校1年（6～7歳），in between test では同5年（10～11歳），finger identification test では同3年（8～9歳）である。しかし finger naming test の通過率は小学校5年でも81％に留まる。したがって，two point test は7歳，in between test は11歳，そして finger identification test は9歳をそれぞれの課題の完成時期とし，finger naming test は児童期にはまだ完成しないとみるのが妥当だろう。このように健常児では，two point test の完成時期は7歳と，早い時期であるので，とくに小学校低学年や中学年を対象とした検査では two point test が有効と考えられる。7歳以後の年齢でこの two point test でエラーが多ければソフトサイン陽性と判定できる。

finger naming test には右手優位の傾向があることを念頭におく必要があるが，それ以外の検査において明らかな左右差がみられる場合はソフトサイン陽性の所見とみられる。

臨床では手指失認検査として finger naming test を用いることが多い。しかしこの検査は，言語発達の程度も関与することもあり，小学校高学年の児童でも難度の高い検査である。したがって，finger naming test でエラーがみられても，それだけで手指失認を疑うことは避け，two point test などを併用して確認することを勧める。

また，返答までの間に児の手指が動く場合は，児が運動覚を利用して解答を導き出そうとしているのである。検査中にこの反応がみられた場合は即座に手指の動きを制止させなければならないが，これは児が返答に窮している（正解を思いつかない）ことにより惹起される反応であることに留意すべきである。

4）左右弁別検査（right left discrimination test）
検査法
　自分の身体の左右弁別，向き合った人物の身体の左右弁別能力の検査である。左右弁別の障害は，上の手指失認とともに（発達性）ゲルストマン症候群の一つの徴候とされている。

　立位で，①自己身体の左右弁別，②他者（背を向けた人物）身体の左右弁別，③対者（向き合った人物）身体の左右弁別の各検査を行う。①では，「あなたの右手を挙げてください」などの自己身体についての左右弁別を行わせる。「あなたの右手であなたの左耳を触ってください」など身体の正中線でクロスした課題も含める。②では，児の正面に背中を向けて検査者が立ち，児に検査者の身体についての左右弁別を5試行行う。たとえば「あなたの右手で私（検査者）の右足を触ってください」「あなたの左手で私（検査者）の右耳を触ってください」などである。③では，検査者は児の正面に向き合って立ち，検査者の身体の左右弁別を行わせる。たとえば「あなたの左手で私（検査者）の右手を触ってください」などである。さらに③の検査では，予め検査者の両頬に色の異なったシールを貼っておき，「私（検査者）の右頬に何色のシールが付いていますか」などと質問する。検査ごとに5試行行う。

観察点
　エラーの回数とエラーの内容について観察する。

ソフトサインの判定
　自己身体の左右弁別の通過率（5試行とも正解の場合を通過とする）は就学前から小学校1年生にかけて（5～7歳）著しく増加し，同3年（8～9歳）には両方の課題の通過率は100％に達する。したがって，7歳頃が自己身体の左右弁別の達成時期と考えられ，7歳以後の年齢で自己身体の左右弁別ができない場合（エラーがみられる）をソフトサイン陽性とみるべきである。

　他者，すなわち児に対して背中を向けた人物の身体の左右弁別の通過率は，児童期を通して自己身体の左右弁別の通過率と類似の発達プロフィールを示し，3年で通過率が100％に達する。自己ではなく他者の身体の左右弁別とはいえ，子どもに対して向き合った状態ではなく背を向けた状態である本課題は，自己身体の左右弁別と殆ど同義の課題であり，子どもにとって決して難し

い課題ではない。

　一方，向き合った人物（対者）の身体の左右弁別課題の通過率は，私たちの研究では小学校5年生（10～11歳）で約50％に過ぎないことが見いだされている。対者の身体の左右弁別課題では，自己の身体像を180°回転させて向かい合う人物に重ね合わせることが必要である。したがって，まず自己身体の左右が弁別できないとこの課題は通過できない。それに加え，左右の概念は相対論的であるという理解と，自己と他者の両方の身体部位のオリエンテーションを結合させることがこの課題の通過のために求められるのである。

　このように，自己身体の場合に比べ，対者身体の左右弁別課題は難度が高く，達成年齢もそれだけ後の年齢になる。ただし一般的には，この課題の達成年齢は8～9歳とされており（Benton & Kemble, 1960），これは私たちの研究結果よりも早期である。この齟齬は，私たちの研究では，単に向き合った人物の左右の身体部位を指示させる（触れさせる）だけでなく，向き合った人物の両頬に色違いのシールを貼り，たとえば「右頬に何色のシールが貼られているか」を尋ねるという複雑な課題が含まれていたために起きたものと推測される。実際，児は対者の身体部位を触れさせる課題よりも，このシール課題で失敗することが多いのである。このように，対者の左右弁別課題において課題内容を若干複雑にするとエラーが増加するということは，児童期における対者の左右弁別能力は成人ほど安定したものではないことを示唆している。

　小学校低学年までの子どもの中には，指示に対する反応が規則的に左右で逆転する者がみられる。たとえば，左手を示すように指示されているにもかかわらず，常に右手を示すようなケースである。左目に右手を置くように指示されているのに右目に左手を置くわけである。この現象は系統的な左右逆転（systematic reversal）と呼ばれており（Benton, 1958），身体の左右の識別は可能であるが，右や左という語句のレッテルが誤って貼られていることを意味している。これは身体図式の問題ではなく象徴機能の問題といえる（Benton, 1958）。

教室におけるソフトサイン

　上記に紹介したような神経心理検査やソフトサイン検査を受けることは現実には専門機関にかからない限り難しい。しかし，専門機関を受診していない子どもたちであっても，日常の姿勢，計算，書字，読字の誤りや質問に対する返答内容，工作作品などの不器用さの分析を通して子どもの持っている困難性を推測することは可能だろうと私は考えている。子どもの生産物の分析からも，実は豊富な神経心理学的所見を得ることができることを指摘しておきたい。学期ごとの学業成績やテスト結果（とくに漢字や算数テストでの誤答の分析），作文（カタカナや漢字が書けない，鏡文字，拗音，促音などが書けない，意味不明の文，句読点の省略など），絵画，工作作品などは，読字，書字，構成能力の問題などを検討する有益な資料である。神経心理検査バッテリーの中に，このような生態学的な資料を取り込むことも検討されるべき課題であると思われる。

　以上のような日常生活における子どもの行動を注意深く観察することにより，「日常生活におけるソフトサイン」を見いだすことができる。その際の視点は，①発達のボーダーラインに着目することと，②発達における個人内のディスクレパンシーに着目することの2点である。まず①であるが，これはたとえば，子どもに麻痺などもなく，知的な遅れも感じないにもかかわらず，いくら練習しても，なかなか改善しない（つまり学習効果のない）不器用さが多く認められる場合などがあてはまる。具体的には，姿勢の悪さ，紐を結ぶ・ボタンをとめるなどの微細運動が苦手，バランスの悪い書字，行をとばす読字，不器用な左利きなどが認められることである。

　また②の個人内のディスクレパンシーとは，ある発達領域の能力は平均的水準（あるいはそれ以上）であるにもかかわらず，別の領域の能力の発達に遅れが認められる場合がこれに該当する。具体的には，勉強はすごくできるのに共感性は乏しい，微細運動はすぐれているのに粗大運動は不器用であるなど，発達の領域間で著しいズレが認められる場合である。

　このように，子どもの学業や社会性の発達におけるボーダーラインやディスクレパンシーに着目することにより，その子どもの苦手とする領域や苦手の程度を推測することができる。特別支援教育では個別指導計画を作成することが

求められているが，教室における「日常のソフトサイン」はそのための基礎資料として有意義であると思われる。

第9章
教室における支援の技法

　小・中学校の巡回相談では学習や社会性の支援のために学級で実行可能な方法について小・中学校の先生方と話し合うことが重要な活動の一つになっている。その際，相談のあった学級に適した支援法を，先生方と一緒にボトムアップ的に考えることになる。またこのとき同時に，TEACCH や ABA に代表される既存の療育プログラムの学級での実行可能性についても，いわばトップダウン的に検討することになる。巡回相談では，ある学級での支援法について，ボトムアップ，トップダウンの両方向から検討し，その学級に最適の支援法を創案することを目指すのである。

　このようにして考え出された支援法は，当然のことだが，当該の学級固有のものである。したがって，ある学級に適した支援法が別の学級にも同じように有効というわけではない。「すべての学級に適した一般的な支援法」というのは想定し難いのである。しかしながら，私はこれまでの経験から，何れの学級でもこの程度の工夫は最低限必要だという支援のミニマムスタンダードが存在するとの考えを抱くようになった。私はこのミニマムスタンダードの内容を充分に煮つめたわけではないが，私が現時点でイメージしている，この学級支援法のミニマムスタンダードについて，以下に素描したい。

支援の水準

　私は学級での支援におけるミニマムスタンダードには2つの水準があると考えている。それらはすなわち，①クラス全体について最大公約数的にできる支援と，②個別指導によってできる支援の2つの水準である。

　①はすなわち「環境調整」であり，発達障害の子どもだけでなく，他の健常な子どもたちにとっても有効な支援である。TEACCH の中心概念に時空の

「構造化」があるが，環境調整の理念や方法はこの TEACCH の「構造化」に依拠している。構造化に基づく環境調整とは，子どもの生活している時間や空間を，子どもにとってわかりやすく分節化し，それを適切な方法で子どもに理解させることである。つまり授業内容や教室空間の構造を整備したり，時間スケジュールを明確化したりといったことが含まれる。

また，②の個別指導による支援では，読字障害をはじめ学習上の諸問題，あるいは多動や注意障害への対策が中心となる。個人により症状が異なるので，対策も個人別に考える必要がある。そのためには個別指導計画の作成が欠かせない。また，最も基本的なことであるが，個別的な指導では子どもの症状の何を改善させるのか，その目標を設定することが求められる。一般的には，小学校における発達障害児の主訴は学習と社会性の問題に集約できるが，現実には症状は多様で，その程度も異なる。しかも子どもは絶えず発達的変化を遂げているので，同じ子どもでも月齢や年齢によって障害の状態像が変化するのが普通である。したがって，ある時点での子どもの症状を正確にアセスメントした上で目標を具体的に設定することが必要となる。以上のことを前提として，以下では教室における環境調整と個別指導の進め方について説明する。

環境調整

すでに述べたように，環境調整の理念や方法は TEACCH に基づいている。これはすなわち，①時間の構造化，②空間の構造化，③コミュニケーションの工夫（単純化，明確化など）などからなる。環境調整は発達障害児に対して有効であるが，中でも時間の流れや場の空気が読みにくく，環境刺激に対して過敏な PDD 児には不可欠な支援といえる。

①の時間の構造化とは具体的には，子どもにタイムスケジュールを視覚的，聴覚的に呈示する方法である。1日や1週間のタイムスケジュールを知らせることにより，子どもが今日1日，あるいは1週間の見通しを持てるようになり，次に何をしたらよいのかわからないことに起因する不安やパニックを避けたり，減少させることができる。このタイムスケジュールは口頭だけで伝えても効果はあまり上がらない。時間軸上に予定を示した紙を子どもの目に付きや

すい場所に呈示することにより視覚的に予定を確認できるようにする。これは聴覚認知に弱さのある子どもにとくに有効である。

　②の空間の構造化とは，一つには，黒板の周囲に余計なものを貼ったりせずできるだけシンプルにしておくなど，物理的に整然とした教室環境を維持することである。次に空間（場所）と作業内容とをできるだけ1対1に対応付けることである。発達障害児に限らず誰にでも当てはまると思われるが，住居の中で最も落ち着ける空間（場所）はトイレと風呂ではないだろうか。トイレや風呂にいると落ち着くのは，これらの場所ではやるべきことが決まっているからである。つまり場所と作業内容が1対1の関係になっているのである。小学校の教室はこの点どうだろうか。残念ながら教室は授業（勉強）だけではなく，給食を食べたり，休み時間には遊び場となったりと，空間と作業内容が1対1で対応しているとはとてもいえない場である。つまり教室とは本来的に発達障害児にとってそこで何をやるべきなのか理解しがたい空間なのである。

　このため発達障害児，中でもPDD児にとっては教室で過ごすこと自体が大きなストレスになる。したがって，このような大きなストレスを緩和させるための「安らぎ空間」を学校内に設置することが求められるのである。その空間は，たとえば図書館や保健室などの既存の施設でも構わない。要はいつでもそこへ行って休んでもよいことを学校側が認め，そのことを子どもが理解していること（図書室＝休む場所）が必要なのである。

　授業では板書の工夫が求められる。板書の空間配置や順序を考慮し，色による強調などを用いることが有効である。不注意な子どもとの授業中のアイ・コンタクトやその子の名前を呼んだりすることも必要である。また，机の上には必要なものだけを置かせることも大切だろう。私は，筆箱は机の上に置かせない方がよいと考えている。何故なら，子どもたちが使っている一般的な筆箱にはポケモンなど子どもたちにとって魅力的なキャラクターが印刷され，細工も色々施してあるため，子どもたちは授業よりも筆箱を用いた遊びの方に注意を強力に惹きつけられることが多いからである。

　③のコミュニケーションの工夫では，額面通りに受け取る傾向のあるPDD児に対して不用意な皮肉や冗談などを言わないことをまず指摘しておきたい。さらに，質問形式の叱責（どうしてあなたはこんなことするの，何度言ったら

わかるの，など）も殆ど意味がないか，時には有害でさえある。子どもにとって必要なのは叱責ではなく，わかりやすい説明なのである。できるだけ短いことばでゆっくりと具体的に説明することである。口頭（聴覚入力）での説明だけではなく，課題をいくつかの段階（スモール・ステップ）に分解し，具体的に紙に書いて（視覚入力）説明することが求められる。発達障害児では聴覚的な短期記憶の弱さがあり，数分前に聞いたことを忘れてしまっている（短期記憶の障害）ことも少なくない。このような場合，紙に書いて説明することが有効な場合がある。

　小学校高学年や中学生になっても，自分の興味関心の対象（昆虫，鉄道，ゲームなど）を，相手の状況を全く考慮せずに一方的に延々と話す子どもたちがいる。コミュニケーションに困難さのあるこのような子どもたちは，他者に自分の思いを伝えたい，あるいは自分が得意とするチャンネル（昆虫の話題など）を使って他者と関わりたいという願いが非常に強いとみるべきである。そのことを理解し，その気持ちを充分に受け止めた上で，もし話を聞く時間がなければ，「今，忙しいから後で」などの曖昧な言い方ではなく，「1時からこの場所で聞くよ」と具体的に告げた方が理解されやすいだろう。

　以上の環境調整を実行するためには，上にみてきたように，眼で見て確認できるような「視覚化」と，教示内容を具体的に呈示する「具体化」を実現する必要があるといえる。また，環境調整においてもう一つ大切なことは，環境調整を実行してみて，子どもたちの様子の変化を観察することである。つまり，上述したようなさまざまな工夫により行動が改善する子どもたちは神経心理学的には軽症と考えられるが，行動に改善がみられない子どもたちは神経心理学的にみて重いケースであり，より個別性の高い支援を必要とすることを示唆しているのである。このように考えると，環境調整の実行とそれによる行動の変化の観察はアセスメントとしての意味もあるといえるだろう。

教室でできる個別支援

　学習上の諸問題，あるいは多動や注意障害については個人的な介入を行うことが求められる。個人により症状が異なるので，個人別の教育メニューを用意

する必要があるが，個別指導の原則は，アセスメントにより障害のタイプ（認知特性）を知ることと，楽しい体験（記憶）を増やし情緒的な安定をはかることであり，これらは何れの支援においても念頭に置かなければならない。

次に介入方法であるが，まず学習面では，学業遂行の正確さの強化やモデリングなど認知行動学的手法を用いて障害に直接アプローチする方法が有効である。このような認知行動的アプローチのポイントは「問題を解く個々の操作」を呈示することである。さらにもう一つのポイントはメタ認知機能を用いることである。これには子どもに自分で自分の朗読や黙読の出来映えをモニターする自己記録，よくできたら自分が自分に報酬を与える自己強化，さらにことば（内言，独言）による自己教示がある。これらの手法を用いることにより読字や書字能力が向上したという報告もみられる（中野，1993）。

また，社会性の改善を目指した認知行動学的アプローチの一つにソーシャルスキル・トレーニング（SST）があり，実践されている学校もある。しかし，特別支援学級ならばともかく，これを通常学級に取り入れることは現実的には難しい面もある。

多動や衝動性，あるいは注意の問題に起因する行動については，その内容を，①授業の妨害行為（突然大声をあげる，ものを投げる，など）か，②授業を妨害しない行為（不注意，多動，離席など）に区別した上で対処する。①の場合，口頭の注意で従わないときにはタイムアウトなどの方法を用いる。このとき大切なことが2つある。一つは本人が規則を破ったことを明確に説明することである。もう一つは，そのような妨害行為がPDD児の「自閉症ファンタジー」（萱村，2010）として展開しているものではないかどうかを見極めることである。たとえば授業中に子どもが箒を振り回すことは授業への妨害行為であるが，もしその行為がファンタジーであれば，先生がその行為を力づくで止めさせようとすると，子どもが激しいパニックを起こしたりして状況が却って悪化することが少なくない。PDD児では多くの場合，授業中に自分が何をしたらよいのか理解できず，その不安からファンタジーが展開するのであり，このような場合，まず求められることは「罰」ではなく，予め授業内容を個別に説明しておくなど子どもが不安にならないようにする工夫だろう。

一方，②の場合は罰を与えるのではなく，授業中にその子どもとアイ・コ

ンタクトを保つようにしたり，名前を何度か呼ぶようにして，本人の注意を喚起するように工夫をする。座席は教室の一番前が比較的よいだろう。机の上には当面必要なものだけを置かせる。すでに上述したが，課題を出すときは口頭（聴覚入力）での一通りの説明だけではなく，課題をいくつかの段階（スモール・ステップ）に分解して，できるだけ具体的に紙に書いて（視覚入力）説明することが求められる。

言語の躓きへの個別支援

ここでは言語機能に躓きのある子どもたちを例に，その支援法について説明する。言語の個別支援には基本ルールが2つある。まず，読めなければ書けないのであるから，出力（書くこと）よりも入力（読むこと）を優先すること，そして，触覚や運動感覚などにも着目し，それらの感覚も用いた総合感覚的なアプローチが求められることである。以下に示すような支援法を実行するには，これらのルールをふまえた上で，上述した認知行動学的手法をベースに介入することである。

1）聴くことが困難な場合

教室で先生の話を聞き取れないといった場合，神経心理学的には不注意，音韻意識，聴覚的短期記憶（作動記憶を含む）などに弱さがあると想定される。それらの問題への対策としては視覚（文字による指導）を最大限に活用することが考えられる。このほか，本人の周囲の雑音をなるべく少なくすること，本人に繰り返し要点を説明するなどの工夫が考えられる。この点に関連して，私が小学校の学級を訪問して残念に思うことがある。それは，たとえば算数の時間に計算をしているときに向かいの教室からリコーダーの音や歌声が響いてきて，子どもたち，とくに不注意傾向のある子どもたちが計算に集中できないということが多いことである。つまり，集中して課題を遂行するための静ひつな学習環境が保障されていないのである。これは学級内の「環境調整」や「個別指導」で達成できる水準を超えているが，改善の優先順位の高い課題といえるだろう。

2) 話すことが困難な場合

　まず子どもに特異的言語発達遅滞，すなわち構音障害や吃音がないかどうかをみる。話すことの問題の背後にはこのほか聴覚性短期記憶の問題などさまざまな原因が想定される。本人の話にまとまりがない場合は聴覚性の短期記憶の問題を疑うべきだろう。また，論理的展開（順序性）に問題があることも考えられる。聴覚性短期記憶や順序性の問題のある子どもたちに対しては，課題を出すときに予め時間的順序や因果的順序を確認する（視覚的に呈示）ことが有効なことがある。

3) 読むこと（音読，理解）が困難な場合

　読字の困難さの背景には，文字を視覚的に弁別することがうまくできない，空間性の問題があり文字列を視覚的に走査することがうまくできない，文字と音とを対応させることがうまくできないことがある。また長文の読字困難は，部分に注意を払いすぎて全体の意味にまで注意がいかない（中枢的統合の弱さ）などが原因として考えられる。これらの症状への対策としては，教科書の文章を拡大コピーして，分節ごとにスラッシュで区切る，一行ごとに順に番号を付けるなどの工夫が求められる。拗音や長音の読みはとくに難しいが，読字の途中でそれらが出てきたら，支援者が自身の身体の動きや子どもの触覚などを利用して説明すると読みが改善することもある。

4) 書くことが困難な場合

　文字の形を正確に捉えられない，音韻意識の弱さ，ひらかなやカタカナの学習の遅れ，拗音，促音，長音などがうまく書けない（しょうがっこう→しよがこ），順序性の問題があり，単語レベル（エレベーター→エベレタ），文章レベルで構成がうまくできない，鉛筆や紙の操作がうまくできないなどがうまく書くことができないことの原因として考えられる。それらへの対策としては，音韻意識を高めるために単語の音韻数と同じ数だけ手を叩いたりすることも有効である。拗音，促音では手の叩き方に変化をつけてみるのもよいだろう。作文などでは漠然とした教示（昨日の遠足の想い出）ではなく，いくつかのステップに分割した具体的で焦点化された教示が必要である（遠足のお昼ご飯のときに

は誰とどんな話をしたのかな？　帰りのバスの中で一番楽しかったことは？）。

発達障害児への心理的支援

　小学校の低，中学年の自己を意識し始める時期に発達障害児が自尊感情を低下させたり，強い劣等感を抱かせないようにすることが大切である。エリクソンの発達段階説では児童期の発達課題は「勤勉性 対 劣等感」である。これは，子どもは学校や家庭において先生や保護者から指示された事柄について取り組み，それを達成することにより勤勉性の感覚を獲得できるが，それに失敗すると強い劣等感を抱くことになるという意味である。社会性や学習の発達に躓きのある発達障害児では，脳の機能障害があるために努力してもなかなかこの課題を達成することができず，児童期に強い劣等感を内面に抱いてしまう危険性が高いのである。したがって，「ダメ」などの否定的なことばや人格を非難するようなことばは使わないこと，そして長所（得意分野）についてはその根拠の説明とともに褒め，本人のやる気を引き出すことが，先生や保護者の基本姿勢として求められるだろう。子どもが同じ失敗を繰り返すのを嘆いたり，叱責しても問題の解決にはならない。却って本人の自己評価を低下させたり，無力感や劣等感を肥大化させるだけである。子どもが抱えている問題について子どもの前で本人が傷つくような無神経な会話をしないことも大切である。発達障害児に限ったことではないが，要は，方法を工夫して，やればできるのだという自己有能感を，時間をかけて育てることが心理的支援の中心的な課題といえる。

　障害児の保護者の中に教育熱心な方も多い。熱心なことは悪いことではないが，行きすぎると，子どもはつらくなる。また健全な愛着を形成することが難しくなるので，その「熱心さ」が空回りしないように注意が必要である。

　学級では，子どもたちは先生（とくに担任の先生）の行動（情動を含めて）を自分たちの行動選択の判断基準にしている。たとえば授業中，挑戦的な態度をとる子どもに対する先生の態度や情動は，そのまま他の子どもたちのその子に対する態度や情動を決定する。先生の言動は子どもたちのモデルになっていることを認識することが大切である。

ある程度の年齢になって，本人が自分の障害について養育者に尋ねることがあるかもしれない。そのとき養育者はどうすればいいのだろうか。ケースバイケースで一概にはいえないが，本人が自分や自分の障害を受け入れる準備ができているかどうかの見極めが肝心である。障害告知では，単に診断名が告げられたり，障害特性について説明されるだけでは意味がないか，場合によっては有害なこともある。診断の告知そのものよりも，今後の生活の中でどのような工夫をしていけばよいのかが具体的に提示されることがより重要だろう。

　PDDがとくにそうであったように，養育者の育て方が悪いからそのような子どもになったのだと養育者が社会から不当に非難された時代がかつてあった。残念ながらわが国ではまだ発達障害の概念が社会の中で充分に理解されているとはいえず，育児の仕方を障害の原因と決めつけるような風潮は現在でもなくなっていない。このような社会的な偏見を払拭し，発達障害児の社会適応を支援するためには，障害についての知識を正確に社会全体に浸透させることが必要である。その意味で障害児の社会適応は，本人，養育者，先生，専門家だけの課題ではなく，子どもを取り巻くすべての人々の課題といえるだろう。

個別指導計画

　障害のある子ども一人一人の教育ニーズに応じたきめ細かい指導を実現するために，学校が保護者からの意見を参考に作成する一人ひとりの指導計画のことを個別指導計画と呼んでおり，特別支援教育ではこれを作成することは重要な課題になっている。その様式は学校や学級の特色や子どもの実態に応じて作成することになっている。臨床行動観察とエピソード記録，神経心理学的なアセスメントなどの情報に基づいて，個別指導計画を作成，実行し，その結果をチェックすることにより，子どもの行動をさらに深く正確に理解できる。

　個別指導計画の主な記載事項は次の2点である。
　①子どもの実態把握
　　生育歴，診断名，家族構成，諸検査（WISCなど）の結果，さらに，教科ごとの学習，集団参加，休み時間の過ごし方，給食時間，対人関係における現在の状況とそれらへの対応を記載する。また，保護者や本人の訴えや

希望も記載する。
②長期目標（一般的には1年間）と短期目標（一般的には各学期）
学期ごとの短期目標では，「誰が」どのような「方法」でそれを実行するのかということ，さらにそれを実施した結果，子どもの行動にどのような変化がみられたかを記載する。

個別指導計画作成における留意点については以下の5点を挙げる。
①エピソードの抽出
実態把握では子どもの「行動観察」が重要になる。子どもの行動の「印象」（たとえば，ボーとしている，やる気がないなど）ではなく，行動の具体的事実（エピソード）を抽出することが大切である。
② WISC, K-ABC, ソフトサインなど専門的な発達検査結果の有効利用
子どもの能力の凹凸，すなわち「得意なところ」と「不得意なところ」を明確にして，不得意なところに過剰な負荷をかけず，得意なところを利用した指導法を考えることである。
③トップダウン式の目標設定
②のようにボトムアップ式に課題を考えると同時に，子どもの年齢や学習指導要領からみて達成させたい課題を考えるトップダウン式の目標設定も大切である。しかしこの場合も，子どもの「不得意なところ」に負荷をかけすぎないように，目標や指導法を柔軟に調整することが求められる。
④全体指導を考慮した個別指導
通常学級での指導の場合，一人の子どもへの関わり（支援）が学級の他の子どもたちに対して影響を及ぼすことが多いと考えなければならない。したがって，何故，一人の子どもにそのような関わりをしているのか，全体に対して説明をすることが必要になる。どのように説明するかは難しい課題であるが，それを考えておかなければ，学級に不公平感や差別意識が漂うこともある。
⑤個別指導計画の内容の変更
目標が高すぎて，その実現可能性が低かったり，方法が有効でないなどと判明した時点で，その内容を改正することが必要である。

発達障害児への支援の留意点

　以下に発達障害児への教育的支援の在り方に関して次の4点を強調しておきたい。

①子どもに「学びにくさ」,「他者との関係の取りづらさ」,「状況理解のしづらさ」などの困難性があるかどうかを判断し,そのような困難性の内容をふまえた上で教育的支援を実行することが大切である。

②不器用さと感覚異常に由来する困難性,たとえば,授業中の姿勢や態度,給食での偏食,書字の不正確さ,楽器操作のできなさなどに過剰な負荷をかけることは適切ではない。

③個別指導計画の作成では,これらの困難性の強い課題を直接には改善のターゲットにしないか,あるいはターゲットにしたとしても達成水準と方法を考慮して,子どもが過重なストレスを受けないように配慮すべきである。

④教室は共鳴性の高い空間であり,先生の行動が子どもの行動を決めている。したがって,ある課題行動を示す子どもに対して怒りなどのネガティブ感情を伴った叱責（いい加減にしなさい）や皮肉（机の上がきれいね）は結果的にクラス運営を困難にさせる。特別支援教育の実行において叱責や皮肉は有害であると認識する必要がある。

第10章
幼稚園，保育園における支援

　発達障害の早期発見・早期治療（療育）の重要性が指摘されるようになり，就学前，すなわち幼稚園や保育園における気になる子どもたちの理解や対処がますます大きな課題となってきた。そこで本章では幼稚園や保育園での支援について考えてみたい。ただし，幼稚園，保育園といっても両者は異なった文化を有しており，さらに幼稚園，保育園それぞれにおいても，その設立母体や地域性によって文化的に異質な集団である。したがってここでは，それらの最大公約数的な支援について議論するにとどめざるを得ないことをまず断っておきたい。

　さて，その最大公約数的支援であるが，それは第9章でも述べたような「環境調整」が中心となろう。すなわち，環境調整が目指すのは，①時間の構造化，②空間の構造化，③コミュニケーションの工夫（単純化，明確化など）であり，それらを実現するためには「視覚化」「具体化」を心がける必要があるということである。しかしこのような環境調整は幼稚園や保育園においては馴染まない面もある。たとえば，園の教室を小中学校の教室のように構造化してしまうと，子どもたちの相互のやりとりまで制限してしまうマイナスの側面も考えられるからである。したがって私は，園での環境調整は小中学校よりも「ゆるやか」なものを想定したほうがよいと考えている。

　次に子どもの発達をどのようにみるかという点である。つまりアセスメントであるが，注目してもらいたいのが，発達のアンバランス，すなわちソフトサインである。手先の操作は器用なのに，身体全体を使う運動は不器用であるとか，知的発達には問題がないにもかかわらず，社会的交渉などの対人関係（社会性）は幼いなどということが具体的な所見となる。ここで大切なことは，ここで取り上げた全身運動の不器用さや社会性の未熟さなどの「不得意」な課題は，時間が経ってもなかなか上達しない（学習できない）ということである。

したがって，保育者がこのような子どもの「不得意」な領域に関わる場合，一般的な方法ではなく，その子どもに適した独自の教え方を工夫しなければならないし，到達水準（目標）もその子独自のものを設定しなければならないということである。園において子どもへの個別対応を考える場合，まず子どものソフトサインに気づき，不得意な領域に対して丁寧に関わることが求められるのである。

園においては子どもだけでなく保護者への対応も大きな課題であろう。園側と保護者との保育に関する意見や考え方の食い違いはよくあることである。たとえば，園生活の中で，集団活動に参加せず，他児に全く関心を示さないで，ひたすら自分の活動（ファンタジー）に没頭している子どもが，家庭ではたくさんの難しいことばをすぐに覚えるなどのすぐれた面があるとする。園とすればPDDなど発達障害を考えるかもしれないが，保護者からすると，わが子の発達に躓きがあるなどと考えられないかもしれない。実際，アスペルガー障害のある子どもたちでは，このような場の違いによる能力のアンバランスがみられることは一般的である。

また一方，入園前からすでにPDDなどの診断を受け，保護者が子どもの障害特性を理解し，家庭での対応の仕方についてもすでに色々工夫をしているような場合は，保護者が園に対して，わが子への対応方法について細かな具体的要望を願い出てこられることもあるだろう。もちろんこのような場合は保護者の要望に沿うよう園としても努力することが求められるが，要望のすべてに応えることは現実的には困難な場合も多い。

発達障害が疑われる子どもたちへの対処をする上で，最も大切であるにもかかわらず，なかなかうまくいかないことの一つに，上に例として挙げたような園と保護者とのコミュニケーションが挙げられるのではないだろうか。園と保護者とのコミュニケーションギャップを解消，低減するためには，園が発達障害に関する知識を蓄積し療育を含めたスキルを向上させることが求められる。しかしながら，療育などは幼稚園教諭や保育士の仕事ではなく，医療や療育の専門家の仕事である。したがって，幼稚園教諭や保育士が療育などの専門的能力を身につけるという方向ではなく，園と外部の専門機関との連携を強化していくというかたちでの対応が自然な流れであろう。子どもの発達の気になる点

について専門家を通して保護者に説明するというやり方も考えられる。ただ，幼稚園教諭や保育士の先生方も，たとえば「環境調整」の概念やその方法など，療育に関するある程度の知識を持っていなくては日々の保育に対応できない時代になってきたことを充分に認識されていることと思われる。子どもの発達に直接関わる仕事である以上，発達障害をはじめ「気になる子どもたち」への理解を深めるための研鑽は恒久的に続けなくてはならない活動といえよう。

　以上のことを述べた上で，少々逆説的であるが，敢えて以下のことを付け加えておきたい。それは，保育の「方法」として，医学的，心理学的な診断結果をそのままの状態で用いることは有益ではなく，場合によっては有害なこともあるということである。保育の場において求められることは，医療モデル（早期発見・早期治療，診診断，療育，能力の向上，障害の低減）を「直輸入」することでは決してない。「生きにくさ」「学びにくさ」などの困難性を持っている子どもが生きやすくなること，学びやすくなること，そして子どもが安心して生活できる場の創造をどのように支援できるかということだろう。

　教育や保育現場では「関係性」が重視される。医学や心理学などの科学的知見はこの「関係性」の在り方によって意味づけられるわけである。すなわち，教育や保育では科学的でトップダウン的な説明的アプローチ（たとえば，アスペルガー障害の症状を説明することなど）だけでなく，あるいはそれ以上に，関係性の中で意味を発見するボトムアップ的な解釈的アプローチ（たとえば，ある子どもがある場面で，何故，どのようにそのような行動を取ったのかということ）が求められているのである。

　私は本書を執筆するにあたり，幼稚園や保育所で直接教育や保育に関わっておられる先生方数名にインタヴューをさせていただいた。そのインタヴューの中でとくに印象的だったのは，複数の先生から子どもの「ことばを育てること」の重要性，とくに子どもが自分自身について語ることばを育てることの重要性を指摘されたことである。幼稚園教諭や保育士は一人ひとりの子どもの人格の発達に直接関わる頗る責任の重い仕事である。子どもたちが，自分が他者から愛されているという確信を持ち，自分自身に対して，あるいは自分の人生に対して楽観的で幸福な物語をその養育者たちと共有できるようにはたらきかけることこそが幼児期の一義的な課題ではないだろうか。このような「楽観的で幸

福な物語」のことを私は「楽観的ファンタジー」と呼んでいる。

　子どもに発達障害やその疑いがあるにせよ，ないにせよ，子どもたちとその保護者が「楽観的ファンタジー」を醸成することで，その後とくに思春期に訪れる発達的な危機を乗り越える基礎体力が得られると私は確信している。子どもが自分自身について肯定的に語ることができ，自分の現在と将来について楽観的なファンタジーを抱けるようになることが，その子に対する特別支援教育の究極の目標と言っても過言ではないだろう。

　子どもを迎えに訪れた保護者の「今日はうちの子，どんな様子でしたか？」という質問に，先生が「大丈夫でしたよ」とか「仲良く遊んでましたよ」などという印象を伝えることがよくあるだろう。これにより質問をした保護者も少しは安心もするだろうし無駄なことではないが，それよりも保護者が求めているのは具体的な「エピソード」なのである。大丈夫であったのなら，その根拠となる具体的な「エピソード」を提示することである。エピソードにこそ説得力があり，それがきっかけとなって保護者との会話が進み，それにより当該の子どもの理解が深まるのである。具体的なエピソードを提示するためには観察が必要である。観察は何も療育や心理の専門家の専売特許ではない。むしろ保育に関わる人々にとってこそ子どもの観察は重要課題のはずである。

　発達障害など気になる子どもたちが決して少なくないこの時代に，私は，幼稚園教諭や保育士の方々に求められるのは，この観察とそれをエピソードとして提示することばの感覚だろうと考えている。

おわりに

　本書で紹介した神経心理学的な見方（考え方）やソフトサインという概念が，単にその用語だけが教育や保育の場に直輸入されるのではなく，LD，ADHD，HFPDD などの診断名を超えて，一人ひとりの子どもの能力の構造を明らかにして，有効な支援法を構築するための一助になればと願っている。本書の出版は当初の予定よりも大幅に遅れてしまった。最後になりましたが，辛抱強くお待ちいただき，励ましていただいた，ナカニシヤ出版の宍倉由高氏に感謝いたします。

文　献

引用文献
◉はじめに
文部科学省（2003）特別支援教育の在り方に関する調査研究協力者会議 今後の特別支援教育の在り方について 最終報告

◉2章
文部科学省（1999）学習障害及びこれに類似する学習上の困難を有する児童生徒の指導方法に関する調査研究協力者会議 最終報告
Orton, S. T. (1937) *Reading, writing and speech problems in children.* Norton.
高橋三郎他（訳）（1995）DSM-Ⅳ 精神疾患の分類と診断の手引 医学書院
Walton, J. N. et al. (1962) Clumsy children: Developmental apraxia and agnosia. *Brain*, **85**, 603-612.
Wing, L. (1996) *The autistic spectrum: A guide for parents and professionals.* Constable.（久保紘章・佐々木正美・清水康夫（監訳）（1998）自閉症スペクトル―親と専門家のためのガイドブック 東京書籍）

◉3章
Damasio, A. R. (1994) *Descartes' error: Emotion, reason, and the human brain.* New York: G. P. Putnam's Sons.
Duncan, J. (1986) Disorganization of behavior after frontal lobe damage. *Cognitive Neuropsychol*, **3**, 271-290.
Frith, U. (1989) *Autism: Explaining the enigma.* UK: Basil Blackwell.（冨田真紀・清水康夫（訳）（1991）自閉症の謎を解き明かす 東京書籍）
萱村俊哉（1997）発達の神経心理学的評価―学習障害・MBDの診断のために 多賀出版
萱村俊哉（2002）こころの発達 萱村俊哉（編） 発達健康心理学 ナカニシヤ出版 pp.49-71.
萱村俊哉（2003）発達神経心理学的アセスメント 第5回臨床発達心理士資格認定委員会主催指定科目取得講習会資料（認知発達の評価と支援），3-7.
萱村俊哉（2006）軽度発達障害児における身体図式 人間学研究, **21**, 1-6.
大東祥孝ら（2004）Asperger症候群の神経心理学 神経心理学, **20**, 108-124.
Orton, S. T. (1937) *Reading, writing and speech problems in children.* Norton.
Premack, D. & Woodruff, G. (1978) Chimpanzee problem-solving: A test for

comprehension. *Science*, **202**, 532-535.
坂本吉正（1978）小児神経診断学　金原出版
Shafer, S. et al. (1983) Heard thought on neurological soft signs. In M. Rutter (Ed.), *Developmental neuropsychiatry*. New York: Guilford Press.
Shah, A. & Frith, U. (1993) Why do autistic individuals show superior performance on the block design task? *J Child Psychol Psychiatry*, **34**, 1351-1364.
植村美民（1979）乳幼児期におけるエゴ（ego）の発達について　心理学評論, **22**, 28-44.
Walton, J. N. et al. (1962) Clumsy children: Developmental apraxia and agnosia. *Brain*, **85**, 603-612.
Wimmer, H. & Perner, J. (1983) Beliefs about beliefs: Representation and constraining function of wrong beliefs in young children's understanding of deception. *Cognition*, **13**, 103-128.
矢野善夫・落合正行（1994）発達心理学への招待―人間発達の全体像をさぐる　サイエンス社

● 4章

Barkley, R. A. (1997) Behavioral inhibition, sustained attention, and executive functions: Constructing a unifying theory of ADHD. *Psychol Bulletin*, **21**, 65-94.
Baron-Cohen, S. (1995) *Mindblindness: An essay on autism and theory of mind*. Cambridge: The MIT Press.
Benson, D. (1970) Developmental gerstmann syndrome. *Neurology*, **20**, 293-298.
Galaburda, A. M. et al. (1985) Developmental dyslexia: Four consecutive patients with cortical anomalies. *Ann Neurol*, **18**, 222-233.
Grigorenko, E. L. et al. (2001) Linkage studies suggest a possible locus for developmental dyslexia on chromosome 1p. *Am J Med Genet*, **105**, 120-129.
Hynd, G. W. et al. (1995) Dyslexia and corpus callosum morphology. *Arch Neurology*, **52**, 32-38.
Kanner, L. (1943) Autistic disturbances of affective contact. *Nervous Child*, **2**, 217-250.
萱村俊哉ら（2002）自閉症者におけるRey-Osterrieth複雑図形の構成方略について　武庫川女子大学紀要（人文・社会科学編）, **50**, 65-74.
萱村俊哉ら（2005）ADHD児における身体図式と実行機能の連関　明治安田こころの健康財団研究助成論文集, **41**, 10-18.
LaHoste, G. J. et al. (1996) Dopamine D4 receptor gene polymorphism is associated with attention deficit hyperactivity disorder. *Mol Psychiatry*, **1**, 121-124.
Morris, D. W. et al. (2000) Family-based association mapping provides evidence for a gene for reading disability on chromosome 15q. *Hum Mol Genet*, **9**, 843-848.
Satz, P. & Sparrow, S. (1970) Specific developmental dyslexia: A theoretical

reformulation. In D. J. Bakker & P. Satz (Eds.), *Specific reading disability: Advances in theory and method*. Rotterdam: University of Rotterdam Press. pp.17-40.

◉ 5章

麻生　武（1996）ファンタジーと現実　金子書房

梅本実穂子ら（2006）自閉症ファンタジーの発達的理解と教育的考察―小学校在籍の高機能自閉症事例の縦断的分析から　滋賀大学教育学部紀要（教育科学），**56**, 121-137.

Williams, D. (1998) *Nobody nowhere: The remarkable autobiography of an autistic girl*. Jessica Kingsley.（河野万里子（訳）（2002）自閉症だったわたしへ　新潮文庫）

◉ 6章

秋元波留夫（監訳）（2000）ジャクソン神経系の進化と解体　創造出版

山鳥　重（1985）神経心理学入門　医学書院

◉ 7章

Chervinsky, A. B. et al. (1992) Comparison of four methods of scoring the Rey-Osterrieth Complex Figure Drawing Test on four age groups of normal elderly. *Brain Dysfunction*, **5**, 267-287.

川端啓之（2002）発達の障害と対策Ⅰ―自閉性障害を中心に　萱村俊哉（編）　発達健康心理学　ナカニシヤ出版　pp.97-108.

萱村俊哉ら（1997）Rey-Osterrieth 複雑図形における構成方略の評価とその意義　神経心理学, **13**, 190-198.

萱村俊哉・井関良美（2008）児童養護施設における高機能自閉症スペクトラム障害（ASD）スクリーニングの課題　武庫川女子大学紀要（人文・社会科学編），**56**, 53-59.

萱村俊哉・萱村朋子（2005）小学生における Rey-Osterrieth 複雑図形の模写の発達：実施方法の違いによる比較　小児保健研究, **64**, 693-698.

萱村俊哉・萱村朋子（2007）Rey-Osterrieth 複雑図形の模写における正確さと構成方略の発達　武庫川女子大学紀要（人文・社会科学編），**55**, 79-88, .

Osterrieth, P. (1944) Le test de copie d'une figure complexe. *Archives de Psychologie*, **30**, 206-356.

◉ 8章

Annett, M. & Turner, A. (1974) Laterarity and the growth of intellectual abilities. *Br J Edu Psychol*, **44**, 37-46.

Armitage, M. & Larkin, D. (1993) Laterarity, motor asymmetry and clumsiness in children. *Hum Mov Sci*, **12**, 155-177.

Benson, D. & Geschwind, N. (1968) Cerebral dominance and its disturbances. *Paediatric*

Clinics of North America, **15**, 759-769.

Benton, A. (1958) Significance of systematic reversal in right-left discrimination. *Acta Psychol Neurol Scand*, **33**, 129-137.

Benton, A. (1983) *Contributions to neuropsychological assessment: A clinical manual.* Oxford University Press. (田川皓一訳(1990)神経心理評価マニュアル 西村書店)

Benton, A. & Kemble, J. (1960) Right-left orientation and reading disability. *Psychiatr Neurol*, **139**, 49-60.

Berninger, V. & Rutberg, J. (1992) Relationship of finger function to begining writing: Application to diagnosis of disabilities. *Develop Med Child Neurol*, **34**, 198-215.

Bishop, D. (1983) How sinister is sinistrality? *J Royal College Physicians of London*, **17**, 161-172.

Chapman, J. et al. (1987) The measurement of foot preference. *Neuropsychologia*, **25**, 579-584.

Connolly, K. & Stratton, P. (1968) Developmental changes in associated movements. *Develop Med Child Neurol*, **10**, 49-56.

Denckla, M. (1974). Development of motor co-ordination in normal children. *Develop Med Child Neurol.*, **16**, 729-741.

Fog, E. & Fog, M. (1963) Cerebral inhibition examined by associated movements. In M. Box & R. Keith (Eds.), *Minimal cerebral dysfunction.* London: Heinemann. pp.52-57.

Garfield, J. (1964) Motor impersistence in normal and brain-damaged children. *Neurology*, **14**, 623-630.

Gentry, V. & Gabbard, C. (1994) Foot preference behavior: A developmental perspective. *J Gen Psychol*, 37-45.

Grant, W. et al. (1973) Developmental patterns of two motor functions. *Develop Med Child Neurol*, **15**, 171-177.

Gubbay, S. (1975). Clumsy children in normal schools. *Med J Aust*, **1**, 233-236.

Johnston, O. et al. (1987) Poor coordination in 5 year olds: A screening test for use in schools. *Aust Paediat J*, **23**, 157-161.

萱村俊哉(1997)発達の神経心理学的評価-学習障害・MBDの診断のために- 多賀出版

Kayamura, T. et al. (1988) Practical use of the Fogs' test in the preschool children. *Ann Rep Sci Liv Osaka City Univ*, **36**, 243-248.

萱村俊哉ら(1996)スポーツ動作とラテラリティの関連性についての調査研究 学校保健研究, **38**, 285-295.

萱村俊哉ら(1999)健康小児におけるNeurological Minor Signs (IV)：就学前児における Associated Movements評定の信頼性に関する検討 小児保健研究, **58**, 43-48.

萱村俊哉・坂本吉正（1990）健常児における利き手（Handedness）に関する発達的研究 とくにCrossed Laterality の臨床的意義について 大阪市立大学生活科学部紀要, **38**, 205-211.
Kinsbourne, M. & Warrington, E. (1962) A study of finger agnosia. *Brain*, **85**, 47-66.
Klicpera, C. et al. (1981) Bimanual co-ordination in adlescent boys with reading retardation. *Develop Med Child Neurol*, **23**, 617-625.
Larkin, D. et al. (1988) Performance asymmetry in poorly coordinated children (Abstruct). Paper presented at the XXIV International Congress of Psychology, Sydney.
Mattis, S. (1992) Neuropsychological assessment of school-aged children. I. Rapin & S. Segalowitz (Eds.), *Handbook of neuropsychology (Vol.6)*. Amsterdam: Elsevier pp.395-415.
Njiokiktjien, C. et al. (1986) Development of supination-pronation movements in normal children. *Hum Neurobiol*, **5**, 199-203.
大石敬子・佐々木日出男（1986）てんかん症例（16歳, 女児）における地誌的見当識と数概念の発達障害の検討 小児の精神と神経, **26**, 201-209.
Orton, S. T. (1925) Word-blindness in school children. *Arch Neurol Psychiat*, **14**, 581-615.
Rudel, R. et al. (1984) Development of motor co-ordination by normal left-handed children. *Develop Med Child Neurol*, **26**, 104-111.
Satz, P. (1972) Pathological left handedness: An explanation model. *Cortex*, **8**, 121-135.
Schonfeld, I. et al. (1989) Neurological soft signs and school achievement: The mediating effects of sustained attention. *J Ab Child Psychol*, **17**, 575-596.
白瀧貞昭（1987）自閉症の発達神経心理学的研究 山崎晃資・栗田 広（編）自閉症の研究と展望 東京大学出版会 pp.197-217.
Stine, O. et al. (1975) Relationship between neurological findings and classroom behavior. *Am J Dis Child*, **129**, 1036-1040.
Strauss, E. (1986) Hand, foot, eye and ear preference and preference on a dichotic listening test. *Cortex*, **22**, 475-482.
杉下守弘（2002）認知能力の生理学的基礎 田島信元他（編）認知発達とその支援 ミネルヴァ書房 pp.57-71.
杉山登志郎（1993）神経心理学的検査 総合リハ, **21**, 786-794.
Sulzbacher, S. et al. (1994) Crossed dominance and its relationship to intelligence and academic achievement. *Develop Neuropsychol*, **10**, 473-479.
鈴木昌樹（1979）微細脳障害 学習障害児の医学 川島書店
Szatmari, P. & Taylor, D. (1984) Overflow movements and behavior problems: Scoring and using a modification of Fogs' test. *Develop Med Child Neurol*, **26**, 297-310.

Taylor, D. et al. (1988) Overflow movements and cognitive, motor, and behavioural disturbance: A normal study of girls. *Develop Med Child Neurol*, **30**, 759-768.

Touwen, B. (1979) *Examination of the child with minor neurological dysfunction* (2nd ed.). *Clin in Develop Med*, (*No.71*). London: Heinemann

Walton, J. N. et al. (1962) Clumsy children: Developmental apraxia and agnosia. *Brain*, **85**, 603-612.

Wolff, P. et al. (1983) Associated movements as a measure of developmental age. *Develop Med Child Neurol*, **25**, 417-429.

●9章

萱村俊哉（2010）自閉症ファンタジーの適応的意味　人間学研究, **25**, 31-35.

中野良顕（1993）学習障害児の指導プログラム　児童青年精神医学とその近接領, **34**, 395-410.

参考文献

Bruner, J. S. (1996) *The culture of education*. US: Harvard Univ. Press（岡本夏木・池上貴美子・岡村佳子訳（2004）教育という文化　岩波書店）

藤村出ら（1999）自閉症のひとたちへの援助システム TEACCH を日本にいかすには　朝日新聞厚生文化事業団

子安増生（2002）心の理論：心を読む心の科学　岩波書店

初出一覧

1章：萱村俊哉ら（2008）教室における軽度発達障害児への「気づき」と臨床行動観察について　人間学研究, **23**, 41-47.
5章：萱村俊哉（2010）自閉症ファンタジーの適応的意味　人間学研究, **25**, 33-39.
6章：萱村俊哉（2012）発達障害とジャクソニズム（1）　人間学研究, **27**, 15-20.
7章：萱村俊哉・井関良美（2008）教室における軽度発達障害児への「気づき」と臨床行動観察について　人間学研究, **23**, 41-47.
8章：本章のベースになったのは以下の3論文である。
　①萱村俊哉（2004）軽度発達障害児の包括的神経心理検査バッテリーの構築について―神経学的微細徴候（SNS）検査の扱いと評価法を巡って　武庫川女子大学紀要（人文・社会科学編）, **52**, 85-92.
　②萱村俊哉・萱村朋子（2005）軽度発達障害児における不器用さ（Clumsiness）の臨床検査法について―神経学的微細徴候（Soft Neurological Signs）の年齢別判定基準を中心に　武庫川女子大学紀要（人文・社会科学編）, **53**, 59-72.
　③萱村俊哉・萱村朋子（2006）利き手の発達臨床的意義について　武庫川女子大学紀要（人文・社会科学編）, **54**, 81-90.
9章：萱村俊哉（2011）学級における発達障害児支援法「覚え書き」　人間学研究, **26**, 19-24.

事項索引

あ
ITPA　59
アスペルガー障害　10
アセスメント　55
アタッチメント　17
アニミズム　41
意味的身体表象　27
医療モデル　97
in between test　77
WISC-Ⅲ　59
WISC-Ⅳ　59
ウィスコンシン・カード・ソーティング・テスト　24
運動連合野（運動前野＋補足運動野）　13
ASSQ-R　58
ABA　83
エピソード　58
エリクソンの発達段階説　90
延髄　15
延滞模倣　18
折れ線現象　56
音韻意識　19

か
回外　72
開口手指伸展現象　71
外側溝　13
回内　72
海馬　15
踵-爪先タッピング　74
鏡文字　32
学習障害　7
片足立ち　74
片足跳び　75
環境調整　84
利き手　66
帰属　23
九歳の壁　19
橋　15
共感　23
教室におけるソフトサイン　81
鏡像運動　73
協調運動検査　70
共同注意　22
共鳴性　4
勤勉性 対 劣等感　90
具体化　86
K-ABC　59
K式　59
系統的な左右逆転　80
原始反射　26
健忘症　49
高機能広汎性発達障害　10
交叉優位性　68
行動-行動連関研究　65
後頭葉　13
広汎性発達障害　9
心の理論　20
誤信念（false belief）課題　21
ごっこ遊び　23
子どもの実態把握　91
個別指導計画　91
語用　35

さ
作話症　49
作動記憶　24
左右弁別検査　79
三項関係　22
視覚化　86
視覚的身体表象　27
自己強化　87
自己教示　87
自己記録　87
視床　14
　——下部　14
自尊感情　90
実行機能　23
自発運動　26
自閉症スペクトラム障害　10
自閉症・発達障害児教育診断検査　58
自閉症ファンタジー　40
自閉性障害（自閉症）　9
社会性　23
社会的自己　28
ジャクソニズム　47
手指挙上検査　71
手指失認検査　76
手指連続対立検査　72
主体的自己　28
象徴機能　18
象徴倒錯症　16
情動　17
　——感染　26
　——調整　18
小児自閉症評定尺度　58
小脳　15
新生児模倣　26
身体イメージ　27
身体図式　26
新皮質　13
数唱検査　24
スモール・ステップ　86
脊髄　15
前障　14
前頭葉　13
前頭連合野（前頭前野）　13

早期発見・早期治療　95
相貌失認　51
ソーシャルスキル・トレーニング　87
促音　32
側頭葉　13
側頭連合野　13
ソフトサイン　63

た
体性感覚性身体表象　27
対側性連合運動　72
大脳基底核　14
大脳辺縁系　15
タイムスリップ　36
淡蒼球　14
注意欠陥/多動性障害　8
中心溝　13
中枢的統合　24
中脳　15
TEACCH　83
two point test　77
道具の身体化　27
動作維持困難　70
同側性連合運動　73
頭頂-後頭連合野　13

頭頂葉　13
ドーパミン　34
　——D4受容体遺伝子（DRD4）　34
特異的言語発達遅滞　10
特別支援教育　1

な
認知行動学的手法　87
脳-行動連関研究　64
脳波　34
脳梁　14

は
発達神経心理学　15
発達性協調運動障害　11
パニック　36
ハノイの塔　24
被殻　14
尾状核　14
finger identification test　77
finger naming test　77
Fogs' test　76
不器用児　11
フラッシュバック　36

フロスティッグ視知覚検査　59
ベンダー・ゲシュタルト・テスト　59
扁桃体　14
保続　24

ま
マイペース主義　37
見立て（ふり）遊び　23
網様体　15
モデリング　87

や
役割取得　23
安らぎ空間　85
指さし　18
拗音　32

ら
楽観的ファンタジー　98
臨床面接　57
Reyの図検査　60

人名索引

A
秋元波留夫　48
Annett, M.　68
Armitage, M.　68, 69
麻生　武　40, 41

B
Barkley, R. A.　34
Baron-Cohen, S.　37
Benson, D.　33, 69

Benton, A.　77, 80
Berninger, V.　65
ビショップ（Bishop, D.）　67, 68

C
Chapman, J.　69
チャービンスキー（Chervinsky, A. B.）　62

Connolly, K.　72

D
ダマシオ（Damasio, A. R.）　17
ダーウィン（Darwin, C. R.）　48
Denckla, M.　68, 75
Duncan, J.　24

索　引

E
エリクソン（Erikson, E. H.）
　90

F
Fog, E.　76
Fog, M.　76
フリス（Frith, U.）　25

G
Gabbard, C.　69
Galaburda, A. M.　33
ガーフィールド（Garfield, J.）
　70, 71
Gentry, V.　69
Geschwind, N.　69
Grant, W.　74
Grigorenko, E. L.　33
ガベイ（Gubbay, S.）　69

H
Hynd, G. W.　33

I
井関良美　58

J
ジャクソン（Jackson, H.）
　47, 48
Johnston, O.　76

K
カナー（Kanner, L.）　35
川端啓之　56
萱村朋子　62
萱村俊哉　18, 28, 30, 34, 35, 58, 62, 66, 68, 69, 75-77, 87
Kayamura, T.　76
Kemble, J.　80
Kinsbourne, M.　77

Klicpera, C.　65

L
LaHoste, G. J.　34
Larkin, D.　68, 69, 75

M
マッティス（Mattis, S.）
　64
Morris, D. W.　33

N
中野良顕　87
Njiokiktjien, C.　74

O
落合正行　29
大東祥孝　27
大石敬子　64
オートン（Orton, S. T.）
　11, 15, 16, 68, 69
オステライト（Osterrieth, P.）
　61

P
パーナー（Perner, J.）　21
プレマック（Premack, D.）
　21

R
Rudel, R.　75
Rutberg, J.　65

S
坂本吉正　29, 68, 69
佐々木日出男　64
Satz, P.　33, 66
Schonfeld, I.　65
シェイファー（Shafer, S.）
　29

Shah, A.　25
白瀧貞昭　65
Sparrow, S.　33
Stine, O.　69
Stratton, P.　72
Strauss, E.　69
杉下守弘　65
杉山登志郎　63
シュルツベッカー
　（Sulzbacher, S.）　68
鈴木昌樹　69, 70
Szatmari, P.　65, 76

T
Taylor, D.　65, 76
Touwen, B.　74
Turner, A.　68

U
植村美民　28
梅本実穂子　40, 43

W
ウォルトン（Walton, J. N.）
　11, 69
Warrington, E.　77
ドナ・ウィリアムズ
　（Williams, D.）　43-45
ウィマー（Wimmer, H.）
　21
Wing, L.　10
Wolff, P.　65, 74
ウッドラフ（Woodruff, G.）
　21

Y
山鳥重　48
矢野善夫　29

【著者紹介】
萱村　俊哉（かやむら　としや）
武庫川女子大学短期大学部教授，和歌山県立医科大学医学部（環境保健予防医学）博士研究員
大阪市立大学大学院生活科学研究科後期博士課程修了
学術博士，臨床発達心理士
専攻：発達神経心理学，臨床発達心理学
主著に，『発達の神経心理学的評価』（多賀出版，1997年），『発達健康心理学』（編著，ナカニシヤ出版，2002年），『現代健康教育学』（共著，朝倉書店，1992年），『ライフサイクルからみた発達臨床心理学』（共著，ナカニシヤ出版，1995年）など。

教室における「気になる子どもたち」の理解と支援のために
―特別支援教育における発達神経心理学的アプローチ―

2012年10月20日　初版第1刷発行

（定価はカヴァーに表示してあります）

著　者　萱村俊哉
発行者　中西健夫
発行所　株式会社ナカニシヤ出版
〒606-8161　京都市左京区一乗寺木ノ本町15番地
Telephone　075-723-0111
Facsimile　075-723-0095
Website　http://www.nakanishiya.co.jp/
E-mail　iihon-ippai@nakanishiya.co.jp
郵便振替　01030-0-13128

装幀＝白沢　正／印刷・製本＝ファインワークス
Copyright © 2012 by T. Kayamura
Printed in Japan.
ISBN978-4-7795-0688-8

◉ポケモンは任天堂・クリーチャーズ・ゲームフリークの登録商標です。なお，本文中では，基本的にTMおよび®マークは省略しました。
◉本書のコピー，スキャン，デジタル化等の無断複製は著作権法上での例外を除き禁じられています。本書を代行業者等の第三者に依頼してスキャンやデジタル化することはたとえ個人や家庭内の利用であっても著作権法上認められておりません。